Vibhuti Kaul
Rudra Kaul

Invasão óssea em tumores malignos orais

Vibhuti Kaul
Rudra Kaul

Invasão óssea em tumores malignos orais

Uma comparação de três métodos

ScienciaScripts

Imprint

Any brand names and product names mentioned in this book are subject to trademark, brand or patent protection and are trademarks or registered trademarks of their respective holders. The use of brand names, product names, common names, trade names, product descriptions etc. even without a particular marking in this work is in no way to be construed to mean that such names may be regarded as unrestricted in respect of trademark and brand protection legislation and could thus be used by anyone.

Cover image: www.ingimage.com

This book is a translation from the original published under ISBN 978-620-2-00367-4.

Publisher:
Sciencia Scripts
is a trademark of
Dodo Books Indian Ocean Ltd. and OmniScriptum S.R.L publishing group

120 High Road, East Finchley, London, N2 9ED, United Kingdom
Str. Armeneasca 28/1, office 1, Chisinau MD-2012, Republic of Moldova, Europe
Printed at: see last page
ISBN: 978-620-7-68924-8

Índice:

Capítulo 1   3

Capítulo 2   5

Capítulo 3   17

Capítulo 4   17

Capítulo 5   28

Capítulo 6   43

Dedicado aos nossos pais -
Shobha e Jawahar,
Rajni e Satish
e ao Guia
Prof. (Dr.) Altaf Hussain Chalkoo

Capítulo 1

INTRODUÇÃO

Atualmente, o mundo está a caminhar para vários tipos de doenças não transmissíveis, também conhecidas como epidemias modernas. Entre estas epidemias modernas, o cancro é a segunda causa mais comum de mortalidade nos países desenvolvidos. O cancro, que é definido como um crescimento anormal das células, pode afetar qualquer tecido ou órgão do corpo.

O carcinoma espinocelular oral (CECO) constitui um importante problema de saúde a nível mundial, sendo uma das 10 causas de morte mais comuns. O cancro oral representa aproximadamente 13% de todos os cancros, o que se traduz em 30.000 novos casos por ano.[1] De acordo com a Organização Mundial de Saúde, o carcinoma da cavidade oral é o sexto cancro mais comum nos homens e o décimo cancro mais comum nas mulheres nos países em desenvolvimento[2] e constitui 12% de todos os cancros nos homens e 8% de todos os cancros nas mulheres.[3]

É o cancro mais prevalente relacionado com o consumo de tabaco, álcool e outros produtos cancerígenos.[4] Estima-se que mais de 1 milhão de novos casos de cancro oral sejam detectados anualmente no subcontinente indiano, dos quais 92-95% são carcinomas orais de células escamosas (OSCC),[5] sendo responsáveis por 50-70% da mortalidade total por cancro.[6]

Raramente existe uma segunda oportunidade de cura. Por conseguinte, a abordagem inicial da terapia é fundamental. Dependendo do local e da extensão do tumor primário e do estado dos gânglios linfáticos, o tratamento do cancro oral pode ser feito apenas com cirurgia, apenas com radioterapia, apenas com quimioterapia ou com uma combinação destes tratamentos.

O diagnóstico por imagem tem um impacto potencial na deteção, diagnóstico, avaliação pré-operatória, estadiamento e acompanhamento pós-operatório dos doentes com cancro.

A mucosa bucal é o local mais comum de ocorrência de neoplasias malignas na cavidade oral, seguida da língua e do pavimento da boca. Um fator importante na avaliação pré-tratamento de doentes com cancro oral é a avaliação da presença e extensão da invasão óssea. A avaliação pré-operatória do osso quanto à invasão pelo tumor sempre foi um problema difícil.

Várias modalidades de imagem, tais como a radiografia convencional, a ultrassonografia, a tomografia computadorizada, a cintilografia óssea e a ressonância magnética, têm sido utilizadas para investigar a presença de envolvimento ósseo por cancros orais.[7,8,9] Todos estes métodos parecem ter limitações específicas; no entanto, a utilização da tomografia computorizada (TC) na avaliação pré-operatória de tumores malignos parece ser a técnica mais valiosa, porque mostra os tecidos moles e ósseos no mesmo exame e tem uma elevada sensibilidade e especificidade para a avaliação da destruição óssea.[10,11]

O peso do cancro continua a aumentar em todo o mundo, apesar dos avanços no diagnóstico e no tratamento. A invasão óssea altera o estadiamento clínico e a gestão do carcinoma oral, partindo do princípio de que a ressecção do osso invadido pelo tumor pode resultar na progressão da doença e num mau resultado. A avaliação da presença e da extensão da invasão óssea é uma parte importante do estadiamento pré-operatório do carcinoma oral para ajudar a melhorar o planeamento do tratamento e a determinar o prognóstico destes doentes.

Com este fator em mente, este estudo foi realizado para avaliar o exame clínico e a ortopantomografia na previsão da invasão óssea através da tomografia computorizada em tumores malignos orais.

Capítulo 2

REVISÃO DA LITERATURA

A determinação da presença e da extensão da invasão óssea no cancro oral ajuda significativamente no planeamento do tratamento e no prognóstico do doente. O tratamento do cancro oral provoca frequentemente certas disfunções e distorções na fala, aparência, mastigação, deglutição, controlo e consistência da saliva, estabilidade emocional e saúde dentária. Assim, a determinação da presença e da extensão da invasão óssea evitará a ressecção óssea desnecessária e ajudará a avaliar o prognóstico do doente. Foram efectuados vários estudos na literatura para conhecer a eficácia dos diferentes métodos de determinação da invasão óssea.

Swearingen AG et al (1966)[12] efectuaram um estudo para correlacionar o exame roentgenográfico e patológico do carcinoma da gengiva que envolvia a mandíbula. O estudo patológico revelou que 56 dos 100 casos se tinham estendido para a mandíbula. O exame roentgenográfico demonstrou corretamente lesões mandibulares em 49 de 100, 29 foram corretamente relatados como não apresentando extensão tumoral para a mandíbula, 13 foram falsos positivos, 5 foram falsos negativos e 4 foram diagnósticos equívocos. Concluíram que o reconhecimento da correlação patológica roentgenográfica melhorará significativamente os resultados cosméticos e terapêuticos no tratamento dos doentes.

Leipzig B (1985)[13] considerou o exame físico como a avaliação mais sensível da invasão maligna da mandíbula. Afirmou que a cintilografia óssea e as radiografias convencionais são adjuvantes úteis na avaliação do estadiamento de pacientes quando há suspeita de envolvimento clínico e para determinar a extensão da doença, a fim de auxiliar no planeamento do tratamento. No entanto, estão frequentemente sujeitos a erros de interpretação de falsos positivos, especialmente devido ao aumento da atividade osteoblástica associada a doenças dentárias e a tumores ocasionais adjacentes à mandíbula. Concluiu que, até que seja desenvolvido um método mais específico e preciso para detetar e medir a invasão maligna da mandíbula, os achados físicos e o julgamento do cirurgião de cabeça e pescoço continuam a ser a nossa ferramenta mais valiosa.

Close LG et al (1986)[14] relataram um estudo para comparar a sensibilidade e a especificidade das radiografias simples e da tomografia computorizada na deteção da invasão mandibular por cancro. Quarenta e três pacientes consecutivos com carcinomas da cavidade oral ou da orofaringe não tratados previamente foram avaliados no pré-operatório através de radiografias intra-orais (vistas oclusais dentárias e radiografias panorâmicas) e TC, e os resultados foram 7
comparados com os achados patológicos pós-operatórios. Dos 11 casos em que o exame anatomopatológico confirmou a invasão óssea, as radiografias convencionais foram positivas em sete (63,6%). A tomografia computorizada confirmou a invasão óssea em todos os 11 (100%) destes doentes. Além disso, a tomografia computorizada foi mais específica do que

as radiografias convencionais na deteção de invasão óssea. Com base nos resultados deste estudo, os autores recomendaram vivamente a TC como o único estudo radiográfico necessário para avaliar o carcinoma intra-oral antes do tratamento.

Gilbert S et al (1986)[15] efectuaram um estudo retrospetivo de 104 pacientes que foram submetidos a ressecção mandibular segmentar para carcinoma oral de células escamosas para detetar a incidência de envolvimento do osso mandibular. Espécimes de 23 pacientes (22%) demonstraram invasão tumoral em exame histológico descalcificado. A evidência histológica de envolvimento ósseo foi correlacionada com o local da lesão, o estádio da doença, o grau do tumor, a impressão clínica de envolvimento ósseo e a presença ou ausência de doença no pescoço. A invasão óssea no exame histológico foi também comparada com as tomografias ósseas e radiografias pré-operatórias. Os dados obtidos demonstraram um envolvimento mandibular significativo com tumores alveolares e lesões clinicamente adjacentes à mandíbula. Verificou-se também uma elevada incidência de envolvimento ósseo histológico em doentes que apresentavam evidência radiológica ou de cintigrafia óssea de erosão tumoral. Os autores apoiaram a mandibulectomia segmentar com base no facto de proporcionar margens tumorais adequadas aos doentes que preenchiam estes critérios.

Bahadur S (1990)[16] relatou um estudo de 44 casos que analisou a fiabilidade dos parâmetros pré-operatórios para avaliar o envolvimento mandibular. As características clínicas, radiológicas e cintigráficas foram comparadas com a histologia pormenorizada do osso. Este estudo confirmou a utilidade das ressecções marginais superiores em lesões próximas da mandíbula, mas que não a envolviam, bem como em lesões superficiais que, na realidade, se observou envolverem a mandíbula, mas as suas tomografias computorizadas e exames ósseos foram negativos para a invasão tumoral.

Millesi W et al (1990)[17] relataram um estudo sobre o diagnóstico por imagem da invasão tumoral da mandíbula. Os resultados do exame radiográfico convencional, da TC, da ecografia e do exame Te na deteção da invasão tumoral do osso mandibular foram documentados e correlacionados com os achados cirúrgicos e histológicos. Os resultados sugeriram que a ecografia - técnica de diagnóstico por imagem primária para avaliação de tumores do pavimento da boca e da língua - não só proporcionou uma excelente imagem da extensão do tumor nos tecidos moles, como também permitiu um diagnóstico preciso da osteodestruição da mandíbula. Na maioria das regiões, a ultrassonografia tem a mesma precisão na deteção da invasão tumoral da mandíbula. No entanto, no processo alveolar, a ecografia foi superior às outras técnicas de imagiologia. A superfície lingual do ramo mandibular não pode ser examinada pela ecografia extra-oral.

Shaha AR (1991)[8] efectuou um estudo sobre "Avaliação pré-operatória da mandíbula em doentes com carcinoma do pavimento da boca". Foram utilizados vários métodos, incluindo avaliação clínica, radiografias panorâmicas, películas dentárias, películas de rotina da mandíbula, exames ósseos, tomografias computorizadas e ressonâncias magnéticas. A precisão diagnóstica desses métodos não tem sido totalmente satisfatória do ponto de vista clínico. Os autores compararam a eficácia diagnóstica da avaliação clínica, das radiografias panorâmicas e das tomografias computorizadas em 60 doentes com carcinoma do pavimento da boca. Os valores relativos desses exames foram estudados em relação à mandibulectomia marginal ou segmentar. Os dados mostraram que a tomografia computorizada não foi muito útil, principalmente devido à presença de alvéolos dentários irregulares e artefactos metálicos. A avaliação clínica foi a mais precisa, tanto para determinar a invasão óssea como para decidir o tipo de ressecção mandibular necessária em associação com o tumor primário.

Brown JS (1994)[18] realizou um estudo prospetivo em 35 pacientes que necessitaram de uma ressecção mandibular como parte do seu tratamento para carcinoma de células escamosas. Foi estudada a previsibilidade da OPG, das cintigrafias ósseas, da TC, da RMN e da remoção periosteal com inspeção direta na previsão da presença e extensão da invasão tumoral da mandíbula. Os resultados mostraram que a OPG previu de forma insuficiente a largura e a profundidade da invasão numa média de 13 mm e 2 mm. Houve 5 relatórios falsos negativos. As cintigrafias ósseas sobrepreviram a largura e a profundidade em 14 mm e 15 mm, com um falso negativo. As tomografias computorizadas subestimaram a largura da invasão em 5 mm e superestimaram a profundidade em 3 mm, mas foram registados 7 falsos negativos. Os exames de RMN sobredimensionaram a largura e a profundidade da invasão em 19 mm e 10 mm, com um falso negativo. A inspeção direta após a remoção do periósteo previu uma largura e profundidade de invasão inferiores em 5 mm e 3 mm, com um falso negativo. O estudo concluiu que as OPGs e as cintilografias ósseas foram úteis para a avaliação inicial de todos os tumores na região da mandíbula. A RM foi uma investigação mais útil do que a TC na avaliação da invasão mandibular por carcinomas orais de células escamosas. O stripping periosteal exploratório no momento da ressecção pode prever com precisão a presença de tumor que invade a mandíbula.

Curran AJ et al (1996)[19] realizaram um estudo prospetivo que comparou a tomografia computorizada de emissão de fotão único (SPECT) com o exame clínico e a tomografia computorizada de alta resolução para avaliar a sensibilidade e a especificidade de cada método na deteção da invasão mandibular por carcinoma de células escamosas. Foram estudados 29 pacientes (21 homens, 8 mulheres) com carcinoma da cavidade oral/orofaríngeo. Todos foram submetidos a cirurgia primária e/ou radioterapia quando indicado. As mandíbulas ressecadas foram descalcificadas e examinadas quanto à infiltração tumoral. As imagens estudadas foram lidas de forma independente por dois observadores experientes. O exame clínico previu a invasão óssea com uma sensibilidade de 90% e uma especificidade de apenas 25%. A TC teve uma sensibilidade de 89% e uma especificidade de 57%, enquanto a imagem SPECT teve uma sensibilidade de 100% e uma especificidade de 29%. Utilizando o teste exato de Fisher e a estatística kappa para comparações entre pares entre cada método, a imagem SPECT foi complementar à TC na avaliação pré-operatória da invasão mandibular.

Huntley TA et al (1996)[11] relataram um estudo no qual 14 espécimes de ressecção do osso mandibular e do CEC adjacente foram investigados radiográfica (TC) e histologicamente. Em 6 casos, não houve envolvimento do osso mandibular, uma camada periosteal contínua separava o tumor do osso. Os restantes 18 espécimes mostraram envolvimento ósseo com uma boa correlação entre a TC correspondente e os cortes histológicos nos 5 casos edêntulos. O local de entrada do tumor no osso foi geralmente através da crista alveolar, com disseminação adicional através do córtex lingual em tumores que se encontravam linguais à mandíbula. Embora limitados, os dados mostraram que o principal local de entrada do CEC é através da crista alveolar. Destaca também a utilidade da TC na identificação do envolvimento ósseo em casos edêntulos. Esta informação pode ajudar no planeamento de operações para preservar a maior quantidade de osso possível, de acordo com a excisão completa do tumor.

Smyth DA et al (1996)[20] efectuaram um estudo para avaliar o papel da OPG, da TC e da avaliação intra-operatória na previsão da presença e extensão da invasão mandibular por tumores da boca. Foram estudados 40 doentes com carcinoma escamoso da cavidade oral e da orofaringe. Todos tinham OPG e TC pré-operatórias, bem como avaliação intra-operatória da invasão mandibular, e estes factores foram comparados com a invasão histológica real para avaliar o papel de cada teste. Este estudo concluiu que a radiologia negativa era útil para excluir a invasão cortical e, como seria de esperar, não tinha qualquer utilidade real na exclusão da invasão periosteal, uma OPG positiva previa com exatidão a invasão, pelo menos, no córtex. No entanto, uma TC positiva deve ser avaliada com cautela devido a falsos positivos e a avaliação intra-operatória por um operador experiente é um adjuvante útil da radiologia.

Zupi A et al (1996)[21] realizaram um estudo sobre "Precisão no diagnóstico do envolvimento mandibular por cancro oral". Examinaram os registos de 50 pacientes avaliados por exame clínico, radiografia convencional, TC, cintigrafia óssea com 99mTe e RM. A sensibilidade mais elevada (100%) foi atingida pela cintigrafia, os valores mais elevados de especificidade (96,3%) foram atingidos pela TAC e pela RM. A TAC apresentou o valor preditivo positivo mais elevado (95,4%) e a eficácia mais elevada (94%). Esta e a RM têm bons valores e a sensibilidade e a eficácia associadas são mais elevadas do que quando estas técnicas são utilizadas isoladamente.

Kalavrezos ND et al (1996)[22] relataram um estudo de 60 pacientes com suspeita de infiltração mandibular carcinomatosa, tendo sido estudados os dados mais clínicos e imagiológicos. A localização do tumor e a cintigrafia óssea demonstraram ter o poder preditivo mais importante. Foi concebida uma árvore de decisão e um modelo de regressão logística que determinou uma função de pontuação combinando estas características. Os estudos indicaram que a árvore de decisão melhorou a sensibilidade e a especificidade da avaliação pré-operatória e forneceu ao cirurgião um algoritmo para a estimativa exacta da invasão mandibular precoce.

Ord RA et al (1997)[23] analisaram a exatidão do diagnóstico da invasão mandibular pelo carcinoma espinocelular oral e avaliaram o papel da ressecção marginal da mandíbula no seu tratamento. Verificaram que o exame clínico, as radiografias panorâmicas e as tomografias computorizadas tinham uma precisão de 78,5% a 82,6% no diagnóstico da invasão mandibular.

Cavalcanti MGP et al (1998)[24] apresentaram os achados de imagens espirais de 2DCT e 3DCT em dois pacientes com metástases orais, com o objetivo de demonstrar a contribuição dessas técnicas na avaliação e no planejamento do tratamento dessas lesões. Concluíram que a TC3D é um complemento útil para o tratamento de tumores maxilofaciais envolvendo osso.

van den Brekel MWM (1998)[25] efectuou um estudo que comparou a precisão da radiografia panorâmica, da TAC e da RMN na avaliação da invasão da mandíbula em 29 pacientes. Na histopatologia, 6 doentes apresentavam erosão da mandíbula, 12 tinham invasão e 11 tinham uma mandíbula intacta. A RM teve a sensibilidade mais elevada (94%), mas uma especificidade baixa
(73%), com 3 de 11 mandíbulas intactas interpretadas como positivas. Para além disso, a RMN sobrestimou frequentemente a extensão da invasão tumoral. Por outro lado, a TC e a radiografia panorâmica tiveram uma sensibilidade inferior (64 e 63%, respetivamente) e uma especificidade superior (89 e 90%, respetivamente). A TC (utilizando secções de 5 mm) e a radiografia panorâmica tiveram uma precisão semelhante, e os resultados negativos não excluíram a invasão. A RM foi a técnica mais sensível, mas apresentou mais falsos positivos e sobrestimou frequentemente a extensão da invasão tumoral. Uma vez que nenhuma das técnicas radiológicas era suficientemente precisa, o estudo concluiu que o exame clínico pode continuar a ser atualmente a modalidade mais importante para decidir entre a ressecção segmentar e a ressecção marginal. A invasão tumoral na TC ou na radiografia panorâmica é um forte argumento para uma ressecção segmentar.

Cavalcanti MGP et al (1999)[10] descreveram a aparência do carcinoma espinocelular maxilofacial em imagens multiplanares e tridimensionais reconstruídas a partir de TC espiral utilizando computação gráfica e a importância das ferramentas de software de computador para permitir uma melhor visualização da lesão. Os autores opinaram que a computação gráfica baseada em TC espiral para apresentação de imagens MPR e 3D é um complemento importante na avaliação do carcinoma de células escamosas.

Nakayama E et al (1999)[7] avaliaram a precisão de diagnóstico da radiografia panorâmica (RP), da radiografia panorâmica combinada com a radiografia intra-oral (RP+IR) e da TC na deteção da extensão supero-inferior da invasão tumoral da mandíbula por carcinoma gengival. Concluíram que a PR+IR deve ser adoptada como a modalidade de imagiologia inicial para determinar a extensão da invasão supero-inferior da mandíbula no carcinoma gengival.

Nallet E et al (1999)[26] efectuaram um estudo prospetivo para avaliar o impacto da

Ressonância Magnética (RM) e da Tomografia Computorizada (TC) no tratamento cirúrgico de carcinomas com invasão óssea mandibular. Trinta e cinco pacientes com carcinoma de células escamosas da cavidade oral ou orofaringe, com disseminação mandibular, foram estudados com ambos os métodos de imagem antes do tratamento cirúrgico. Os achados radiográficos foram comparados com o exame histológico. A sensibilidade da TAC e da RMN foi, respetivamente, de 25% e 80% para identificar a invasão óssea. A TAC foi considerada menos eficaz na avaliação da invasão óssea antes da ressecção mandibular e foi considerada mais dependente do radiologista. A RM foi precisa em grandes tumores da orofaringe com extensão à base da língua e ao músculo pterigoide, e para estudar a invasão óssea antes da cirurgia em tumores da cavidade oral.

Acton CHC et al (2000)[27] compararam as investigações pré-operatórias com os achados histológicos no carcinoma de células escamosas (CEC) da mucosa oral que confina com a mandíbula. Sessenta e sete pacientes foram seguidos durante 55 meses e avaliados com ortopantomografia (OPG), tomografia computorizada (TC) e, na segunda parte do estudo, exames ósseos SPECT. Trinta e seis tumores apresentaram evidência histológica de invasão óssea. O envolvimento ósseo foi sugerido pela OPG em 36 e confirmado histologicamente em 27 doentes. As tomografias computorizadas mostraram evidência de invasão óssea em 22 casos, 18 dos quais foram confirmados histologicamente. Foram realizados exames ósseos com metilenodifosfonato de tecnécio 99m (MDP) com imagens planares e SPECT em 24 doentes, tendo o aspeto histológico sido adequado para análise em 14. Os autores opinaram que as investigações atualmente utilizadas, bem como a avaliação clínica, não conseguem prever com precisão a invasão da mandíbula pelo CEC intra-oral e que a análise SPECT com elevados rácios de quantificação é promissora na previsão do envolvimento tumoral.

Cecil S et al (2000)[28] realizaram um estudo sobre as implicações prognósticas da invasão mandibular no cancro oral. Foi utilizado o modelo de risco proporcional de Cox para avaliar o efeito da invasão mandibular na sobrevivência livre de recorrência em 107 pacientes com carcinoma de células escamosas da cavidade oral. Depois de controlar o potencial efeito de confusão de margens positivas, tamanho do tumor, estado nodal e tipo de ressecção, a invasão mandibular foi caracterizada como nenhuma (n=59), focal (n=25) ou profunda (n=23). A sobrevivência sem recidiva aos 60 meses pelo método do limite do produto de Kaplan meier para os grupos sem invasão, focal e profunda foi de 61%, 73% e 46%, respetivamente (p= 0,28). As variáveis que influenciaram a recorrência da doença foram margens positivas, tamanho >2 cm, doença nodal n2 e n3 e ressecção mandibular marginal vs segmentar. A invasão mandibular não foi um fator de risco significativo para a recorrência da doença, com um rácio de risco ajustado para invasão profunda versus invasão focal ou sem invasão de 1,0 (IC 95% = 0,5, 2,2; p = 1,00). A deteção de invasão óssea, particularmente em tumores pequenos, pode não ser tão crítica para o planeamento cirúrgico como se esperava anteriormente. A necessidade e a extensão da ressecção óssea devem ser determinadas pelo objetivo de obter uma margem cirúrgica adequada e não pela presença de invasão óssea em si.

Lane AP et al (2000)[29] efectuaram um estudo sobre a utilização da TC na avaliação da invasão mandibular no carcinoma do trigono retromolar. Neste estudo, os registos de pacientes com carcinomas retromolares comprovados por biopsia, tratados entre 1984 e 1998, foram revistos com atenção às tomografias pré-operatórias e aos achados histopatológicos durante a cirurgia. Metade dos pacientes que foram tratados com ressecção primária apresentavam invasão mandibular. A invasão óssea não foi identificada radiograficamente em 27% dos pacientes com exames de TC pré-operatórios. A sensibilidade da TC para o envolvimento ósseo em cancros RMT foi de 50%, com um valor preditivo negativo de 61,1%. O valor preditivo positivo foi de 91,1%. Estes resultados sugerem que a TC é um preditor útil, mas potencialmente impreciso, do envolvimento ósseo no TMT.

Nakayama E et al (2000)[30] tinha como objetivo esclarecer se o padrão de destruição óssea visto na TC está mais associado ao resultado do carcinoma da gengiva mandibular do que o derivado de radiografias panorâmicas (PR). O padrão de destruição óssea derivado da TC estava intimamente associado à taxa cumulativa de metástases (P<0,05), à taxa cumulativa de recorrência e à taxa cumulativa de sobrevivência. Em contraste, o padrão de destruição óssea baseado na RP não foi associado à taxa cumulativa de metástases (P=0,43), à taxa cumulativa de recorrência (P=0,44) ou à taxa cumulativa de sobrevivência (P=0,5).

Brown JS et al (2001)[31] analisaram a precisão do exame clínico, da remoção periosteal pré-operatória e das técnicas de imagiologia na previsão da invasão tumoral da mandíbula no cancro oral. Não encontraram uma única técnica de imagiologia para prever com exatidão a invasão do tumor na mandíbula, mas foi recomendada uma combinação de OPG e cintigrafia óssea em caso de invasão precoce. A RM foi mais sensível do que a TC e, por conseguinte, pode ser mais útil se for necessário considerar a invasão mandibular.

Mukherji SK et al (2001)[32] efectuaram um estudo para determinar a precisão do diagnóstico da TC na deteção da invasão mandibular por carcinoma de células escamosas da cavidade oral. 49 pacientes com carcinoma de células escamosas da cavidade oral clinicamente fixado na mandíbula foram tratados com mandibulectomia. Todos os pacientes foram submetidos a TC com contraste (secções contíguas de 3 mm de espessura) através do local primário antes da cirurgia. Todos os estudos foram reconstruídos com algoritmo ósseo. Estes estudos foram revistos retrospetivamente por um neurorradiologista para detetar indícios de invasão mandibular. O resultado mostrou que a TC revelou corretamente 25 dos 26 casos com invasão mandibular. A TC excluiu corretamente a invasão mandibular em 20 ou 23 casos sem invasão. A precisão diagnóstica da TC para detetar a invasão mandibular foi a seguinte: sensibilidade, 96%, especificidade, 87%, valor preditivo positivo, 89% e valor preditivo negativo, 95% e concluiu que a TC de secção fina (3 mm) reconstruída com algoritmo ósseo era uma técnica precisa para detetar o envolvimento mandibular pelo carcinoma de células escamosas da cavidade oral.

Periera AC et al (2001)[33] relataram um estudo sobre "Análise de carcinomas epidermóides utilizando radiografia panorâmica e tomografia computadorizada". O objetivo deste trabalho foi comparar os achados radiográficos, como localização e extensão dos tumores em direção ao osso e tecidos moles, na radiografia panorâmica e na tomografia computadorizada (TC). Observou-se uma limitação considerável da radiografia panorâmica na determinação da localização e extensão dos tumores, pois revelou delimitações pouco nítidas. Em relação à TC, obtiveram melhores resultados: foi possível observar a invasão do tumor em direção aos tecidos moles adjacentes, bem como a extensão da destruição óssea e a profundidade da lesão, que foram confirmadas pelos achados cirúrgicos. Concluíram que a tomografia computorizada demonstrou ser uma técnica radiográfica sensível para a deteção do envolvimento de osso e tecidos moles, contribuindo para um diagnóstico, planeamento cirúrgico e intervenção mais precisos. Por outro lado, a radiografia panorâmica foi considerada menos sensível e menos eficiente que a tomografia computadorizada, pois mostrou apenas limites pouco nítidos das lesões e não foi capaz de avaliar o envolvimento de tecidos moles.

Ogura I et al (2002)[34] avaliaram a importância da invasão do osso mandibular por carcinoma gengival revelada por imagens de TC dentária reformatadas como um indicador de prognóstico de metástases cervicais. Mostraram que a invasão óssea identificada nas imagens de TC dentária era um fator de prognóstico significativo nas metástases cervicais (P=0,028).

Shingaki S et al (2002)[35] realizaram um estudo para avaliar o efeito dos factores clinicopatológicos no controlo local do tumor e na sobrevivência em pacientes com carcinoma alveolar mandibular. Foram incluídos no estudo 50 pacientes com carcinoma alveolar mandibular tratados cirurgicamente. Havia 3 pacientes com doença T1, 25 com T2, 5 com T3 e 17 com T4. A evidência clínica de invasão óssea foi observada em 47 pacientes. Uma mandibulectomia hemi ou segmentar foi realizada em 37 pacientes, enquanto 10 pacientes tiveram uma mandibulectomia marginal. O impacto das variáveis clinicopatológicas no controlo local do tumor e na sobrevivência dos doentes foi avaliado por análise univariada. As variáveis incluíram o estádio T e N, a extração dentária, a diferenciação tumoral da modalidade de tratamento, o estado nodal, a margem cirúrgica e a invasão óssea. Os resultados mostraram que onze pacientes (22%) desenvolveram doença recorrente, incluindo 8 recorrências locais, 1 cervical e 2 metástases à distância. Globalmente, as taxas actuariais de controlo local e de sobrevivência específica da doença a 5 anos foram de 85 e 73%, respetivamente. A maioria das recorrências locais após o tratamento cirúrgico foi causada por margens de ressecção inadequadas. Quando as margens de ressecção eram negativas, a sobrevivência e a taxa de controlo local eram significativamente melhores do que quando as margens de ressecção eram positivas (sobrevivência, 91 vs. 11%; controlo local, 100 vs. 49%;

p<0,01). Os estádios T e N, o estádio clínico, a diferenciação tumoral, a extração dentária, a invasão óssea, a extensão da ressecção óssea e a modalidade de tratamento não influenciaram o resultado. O estudo concluiu que o estado das margens cirúrgicas foi de grande importância para o resultado dos pacientes com carcinoma gengival da mandíbula.

Brockenbrough JM et al (2003)[36] efectuaram um estudo para determinar a precisão de diagnóstico do programa de software de tomografia computorizada dentária, DentaScan, na avaliação da invasão óssea mandibular em pacientes com carcinoma de células escamosas (CCE) da cavidade oral clinicamente fixado à mandíbula. A exatidão de diagnóstico do DentaScan neste estudo foi a seguinte: sensibilidade, 95%; especificidade, 79%; valor preditivo positivo, 87%; e valor preditivo negativo, 92%. Concluíram que o DentaScan é um método exato de avaliação pré-operatória da invasão mandibular em doentes com CEC da cavidade oral.

Nakayama E et al (2003)[37] efectuaram um estudo para esclarecer a correlação entre o padrão de destruição óssea da TC ou da radiografia panorâmica, o padrão histológico de destruição óssea e o modo de invasão no carcinoma da gengiva mandibular. Foram avaliadas retrospetivamente imagens de TC, radiografias panorâmicas e preparações descalcificadas, coradas com hematoxilina-eosina, do osso mandibular excisado de 62 pacientes com carcinoma da gengiva mandibular. Cada tomografia computorizada, radiografia panorâmica e padrão histológico de destruição óssea foi classificado como um de cinco tipos: erosivo, erosivo e parcialmente misto, misto, misto e parcialmente invasivo ou invasivo. O modo de invasão do tumor foi também avaliado com uma preparação corada com hematoxilina e eosina da amostra da biopsia inicial. As relações entre o padrão de TC, o padrão de RP, o padrão histológico de destruição óssea e o modo de invasão do tumor foram analisadas estatisticamente utilizando o teste de correlação de postos de Spearman. Os resultados mostraram que o padrão de TC (P=0,005) e o padrão de RP (P=0,003) estavam significativamente correlacionados com o padrão histológico no que respeita à destruição óssea. O padrão de TC (P=0,996), o padrão de RP (P=0,997) e o padrão histológico (P=0,521) de destruição óssea não foram correlacionados com o modo de invasão observado na amostra de biópsia. O estudo concluiu que o padrão CT e o padrão PR de destruição óssea reflectiam o padrão histológico de destruição óssea causado pelo carcinoma da gengiva mandibular, mas não estavam associados ao modo de invasão do tumor.

Ogura I (2003)[38] avaliou a importância da invasão do osso maxilar pelo carcinoma gengival como indicador de metástases cervicais. A relação das metástases cervicais com a idade e o sexo destes doentes, bem como com o tamanho da lesão e a extensão da invasão óssea, foi examinada através de uma análise de regressão logística multivariada. Verificaram que existia uma relação significativa entre a presença de invasão óssea e a presença de metástases cervicais (P < 0,05).

Rao LP et al (2004)[39] realizaram um estudo prospetivo em doentes submetidos a ressecções mandibulares para carcinoma espinocelular oral para examinar a incidência de invasão óssea mandibular e avaliar as capacidades preditivas do exame clínico e radiológico na deteção de envolvimento ósseo. Um exame clínico pormenorizado foi seguido de uma avaliação radiográfica da mandíbula para deteção de invasão óssea. O exame radiológico teve uma sensibilidade de 92% e uma especificidade de 88%. Quando considerados em conjunto, os exames clínico e radiológico foram capazes de detetar todos os casos de invasão óssea, mas a especificidade foi de apenas 58%.

Goerres GW (2005)[40] comparou a precisão da tomografia computorizada (TC) helicoidal com contraste com a da TC e da tomografia por emissão de positrões (PET) combinadas e da TC por emissão de positrões simples (SPECT) combinadas na deteção de invasão óssea em doentes programados para serem submetidos a cirurgia por suspeita clínica de carcinoma da cavidade oral com possível invasão óssea. Com os achados histológicos como padrão de referência, a precisão da SPECT/CT (88% [30 de 34 doentes]) foi inferior à da PET/CT e da TC com contraste (94% [32 de 34 doentes] e 97% [33 de 34 doentes], respetivamente). A sensibilidade foi mais elevada com a PET/CT (100% [12 de 12 doentes]) e a especificidade foi mais elevada com a TC com contraste (100% [22 de 22 doentes]). Concluíram que a avaliação da erosão cortical com TC com contraste e a informação da PET/CT são os métodos mais fiáveis para detetar a invasão óssea em doentes com carcinoma da cavidade oral. A captação de FDG observada nas imagens de PET/CT não melhora a identificação da infiltração óssea.

Imaizumi A (2006)[41] realizou um estudo para comparar diretamente a precisão de diagnóstico da imagiologia por RM e da TC em 51 doentes com carcinoma de células escamosas da cavidade oral. Os resultados foram correlacionados com os achados histopatológicos. Os resultados mostraram que vinte e cinco dos 51 pacientes tinham evidência histopatológica de invasão da cortical mandibular. O tumor envolvia tanto o córtex como a medula óssea em todos os 25 pacientes e envolvia o canal alveolar inferior em 5 pacientes. A sensibilidade e a especificidade para a invasão da cortical mandibular foram de 96% e 54% para a RM e de 100% e 88% para a TC, respetivamente. A sensibilidade e a especificidade para o envolvimento do canal alveolar inferior foram de 100% e 70% para a RM e de 100% e 96% para a TC, respetivamente. Em ambas as avaliações, a especificidade da RM foi significativamente inferior à da TC (teste de McNemar, P=0,004 na primeira e P=0,002 na segunda). Postulou-se que o artefacto de deslocamento químico da gordura da medula óssea fosse a fonte da maioria dos casos de falsos positivos nas imagens de RM para invasão da cortical mandibular. Os casos de envolvimento do canal alveolar inferior foram devidos à visualização na RM do tumor e da inflamação circundante com intensidade de sinal semelhante. O estudo concluiu que, na avaliação da presença e extensão da invasão mandibular por carcinoma de células escamosas, a especificidade da RM foi significativamente inferior à da TC.

Bianchi SD et al (2007)[42] estudaram a osteonecrose dos maxilares associada a bisfosfonatos no que respeita a características radiográficas, demográficas e clínicas. A concordância entre a TC e os grupos de radiografias panorâmicas dentárias foi analisada pelo índice kappa. Verificou-se que a TC era muito superior à radiografia panorâmica dentária na deteção de todos os sinais radiológicos.

Albuquerque MAP et al (2008)[43] realizaram um estudo para correlacionar os parâmetros clínicos (localização, apresentação clínica e estadiamento TNM) dos tumores malignos orais que podem ser associados a um potencial de invasão óssea e para determinar a precisão do exame clínico para prever o envolvimento ósseo, utilizando a TC. A avaliação do exame clínico destes tumores mostrou ser uma ferramenta valiosa para prever a invasão óssea, com elevada sensibilidade (82%) e especificidade (87,5%), com base nos resultados encontrados nas imagens de TC.

Rajesh A et al (2008)[44] realizaram um estudo para determinar se a RM pode substituir a SPECT e a TC na deteção da invasão óssea em doentes com CEC oral. Concluíram que a RM é exacta na previsão do envolvimento ósseo. A adição da SPECT e da TC ao protocolo de rotina de estadiamento por RM parece já não estar indicada, no entanto, a TC pode ser útil em alguns casos seleccionados para determinar o envolvimento maxilar devido ao córtex mais fino da maxila.

Van Cann EM et al (2008)[45] teve como objetivo determinar a combinação ideal de métodos de exame pré-operatório para prever a invasão mandibular por carcinoma de células escamosas da cavidade oral. Foram seleccionados os métodos de exame com sensibilidade e especificidade aceitáveis e foram construídos algoritmos de diagnóstico utilizando todas as combinações possíveis. Verificou-se que o algoritmo de diagnóstico preferido era a tomografia computorizada ou a ressonância magnética, seguido de um SPECT ósseo nos casos em que o primeiro exame fosse negativo. Este algoritmo previu com precisão a invasão mandibular em 85% dos doentes, sem produzir resultados falsos negativos.

Deepanandan L et al (2010)[46] avaliaram os factores que determinam a ressecção cirúrgica da mandíbula utilizando a TC e o estudo histopatológico. 11 espécimes mandibulares que foram ressecados para carcinoma de células escamosas foram examinados clinicamente, radiograficamente e histopatologicamente. Verificaram que a TC desempenha um papel significativo na deteção do envolvimento do tumor na mandíbula com configurações melhoradas.

Figueiredo PT et al (2010)[47] teve como objetivo verificar a concordância da avaliação por TC entre quatro radiologistas no estádio TN e no seguimento de doentes com cancro da cavidade oral e da orofaringe. O estudo também comparou as diferenças entre os exames clínicos e de TC na determinação do estágio TN. Concluíram que as relações interprofissionais devem ser estimuladas para melhorar o diagnóstico e promover uma abordagem multidisciplinar do cancro da cavidade oral e da orofaringe. Embora a TC tenha sido importante no diagnóstico e acompanhamento dos doentes oncológicos, devem ser reconhecidas as diferenças entre as análises médicas e dentárias.

Gu DH et al (2010)[48] compararam o valor de diagnóstico de três métodos de imagem diferentes - TC, RM e PET/CT - e a sua utilização combinada para a deteção de invasão mandibular por carcinoma de células escamosas (CCE) da cavidade oral. A comparação destas modalidades não mostrou diferenças estatisticamente significativas entre elas (P > 0,05). A combinação de TC, RM e PET/CT melhorou a sensibilidade (83%), sem perda de especificidade (100%) e exatidão (95,7%), embora a diferença não tenha atingido significado estatístico (P > 0,05).

Hendrix AWF et al (2010)[49] avaliaram o valor de diagnóstico da tomografia computorizada de feixe cónico (CBCT), como potencial procedimento pré-operatório padrão, na avaliação da invasão mandibular por carcinoma espinocelular oral (OSCC) em comparação com a radiografia panorâmica pré-operatória convencional (PR), a ressonância magnética (MRI) e o exame histológico da peça de ressecção (o padrão dourado). A sensibilidade e a especificidade da RP foram de 55% e 92%, respetivamente, sendo ambas significativamente inferiores a 91% e 100%, respetivamente, para a CBCT. A RM mostrou uma sensibilidade de 82% e uma especificidade de 67%. Concluíram que a TCFC tem potencial para se tornar uma nova ferramenta de diagnóstico no procedimento de rastreio do CCEO para prever a invasão ou erosão mandibular, mas o seu valor pode ser limitado pela sua sensibilidade relativamente baixa.

Kushraj T et al (2011)[50] compararam a OPG, a TC e a SPECT para detetar a invasão óssea em doentes com cancro oral. 15 doentes diagnosticados com carcinoma de células escamosas foram submetidos a OPG, TC convencional e SPECT, que foram comparados com a histopatologia considerada como padrão de ouro. O estudo mostrou que a SPECT era altamente sensível, mas com uma especificidade muito baixa devido a um aumento dos valores falsos positivos. No entanto, a OPG e a TC convencional apresentaram um grau aceitável de sensibilidade e especificidade.

Chaudhary M et al (2012)[51] efectuaram um estudo para comparar e prever a extensão das lesões do carcinoma espinocelular oral através de OPG, TAC e RMN. Para o tumor que envolvia apenas tecidos moles, a avaliação clínica, a radiografia (OPG) e a tomografia computadorizada não previram a extensão da massa tumoral de tecidos moles quando comparadas com a histopatologia. Relativamente ao tumor que envolve tecidos duros, a avaliação clínica, a radiografia (OPG), a tomografia computadorizada e a ressonância magnética sobrepreviram a extensão da massa tumoral de tecidos duros em comparação com a histopatologia. Concluíram que deve ser utilizada uma combinação judiciosa e adequada destas modalidades de imagiologia, de modo a ultrapassar as deficiências destes meios de visualização disponíveis.

Capítulo 3

OBJECTIVOS E METAS

1. Correlacionar parâmetros clínicos, tais como a localização, a apresentação clínica e o estadiamento TNM com o potencial de invasão óssea em tumores malignos orais, tal como observado na TC.

2. Avaliar a precisão das ortopantomografias (OPGs) em relação à TC na determinação da extensão da invasão óssea em tumores malignos orais.

Capítulo 4

MATERIAIS E MÉTODOS

Este estudo descritivo foi efectuado no Departamento de Medicina Oral e Radiologia, Faculdade de Medicina Dentária do Governo, Srinagar. Foi obtida autorização do comité de ética antes do início do estudo.

O estudo consistiu em 25 pacientes (16 homens e 9 mulheres) diagnosticados clínica e histopatologicamente como neoplasias orais atendidos em nossa clínica de novembro de 2012 a dezembro de 2014.

A idade dos doentes variava entre os 26 e os 80 anos (média de 53,7 anos).

CRITÉRIOS DE INCLUSÃO

Foram incluídos no estudo 25 pacientes com neoplasia maligna oral diagnosticada histopatologicamente e que se aproximava do osso.

CRITÉRIOS DE EXCLUSÃO

- Pacientes com claustrofobia
- Pacientes grávidas
- Doentes com recidiva de carcinoma após radioterapia e quimioterapia
- Doentes alérgicos ao corante
- Pacientes clinicamente comprometidos
- Lesões clinicamente suspeitas mas histopatologicamente negativas para malignidade.

Todos os doentes que preenchiam os critérios acima referidos foram informados sobre o estudo que estava a ser realizado e foi obtido o seu consentimento informado. Após uma anamnese pormenorizada, todos os doentes foram submetidos a um exame clínico completo. Para detetar a invasão óssea por tumores malignos no exame clínico, os principais parâmetros clínicos utilizados foram a inspeção, a palpação e a descrição das lesões. A avaliação do estadio foi feita de acordo com os critérios do sistema de estadiamento TNM da 6th edição estabelecida pelo American Joint Committee on Cancer.[54]

Posteriormente, os doentes foram submetidos a exames de OPG e de TC.

As radiografias panorâmicas foram efectuadas num aparelho extra-oral Orthophos (Sirona, Alemanha). [FIGURA 1]

Os exames de TC foram realizados no Somatom Definition AS, um aparelho de TC helicoidal de 64 cortes (Siemens Medical Systems, Alemanha) com uma espessura de corte de 0,6 mm na secção axial [FIGURA 2].

Os exames foram realizados após a administração intravenosa (IV) de contraste não iónico de iodo (Iopamiro 370, Bracco, Patheon Italia S.p.A., FR, Itália) [FIGURA 3] que foi infundido imediatamente antes do início do exame.

As imagens de TC foram consideradas o padrão de ouro no nosso estudo.

As imagens radiográficas foram avaliadas por um médico e um radiologista maxilofacial de forma independente. As eventuais diferenças foram resolvidas por consenso.

<u>CRITÉRIOS PARA INVASÃO ÓSSEA EM CT</u>

Na TC, a invasão óssea é sugestiva quando o tecido tumoral é visível fora do osso cortical e o osso cortical é visto como estando parcialmente erodido ou destruído.

TESTES DE DIAGNÓSTICO EFECTUADOS PARA O ESTUDO

<u>Sensibilidade</u> - Capacidade de um teste para identificar corretamente todas as pessoas que têm a doença. [Verdadeiros positivos]

Sensibilidade = verdadeiro positivo/ [verdadeiro positivo + falso negativo] x 100

<u>Especificidade</u> - Capacidade de um teste para identificar corretamente as pessoas que não têm a doença. [Verdadeiros negativos]

Especificidade = verdadeiro negativo/ [verdadeiro negativo + falso positivo] x 100

<u>Valor preditivo positivo</u> - Significa que um doente com um resultado de teste positivo tem, de facto, a doença em questão.

Valor preditivo positivo = verdadeiro positivo/ [verdadeiro positivo + falso positivo]

<u>Valor preditivo negativo</u> - Significa que um doente com um resultado de teste negativo não tem, de facto, a doença em questão.

Valor preditivo negativo = negativo verdadeiro/ [negativo verdadeiro + falso negativo]

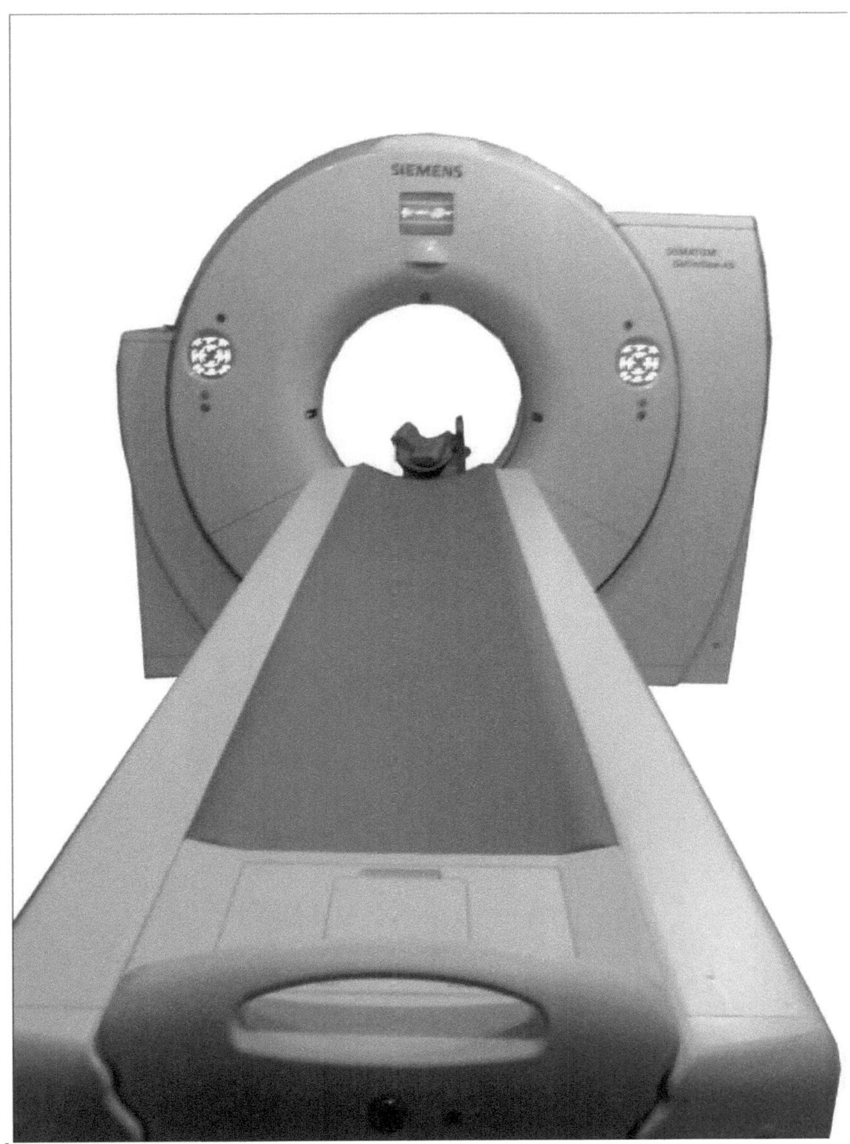

MÁQUINA DE TAC

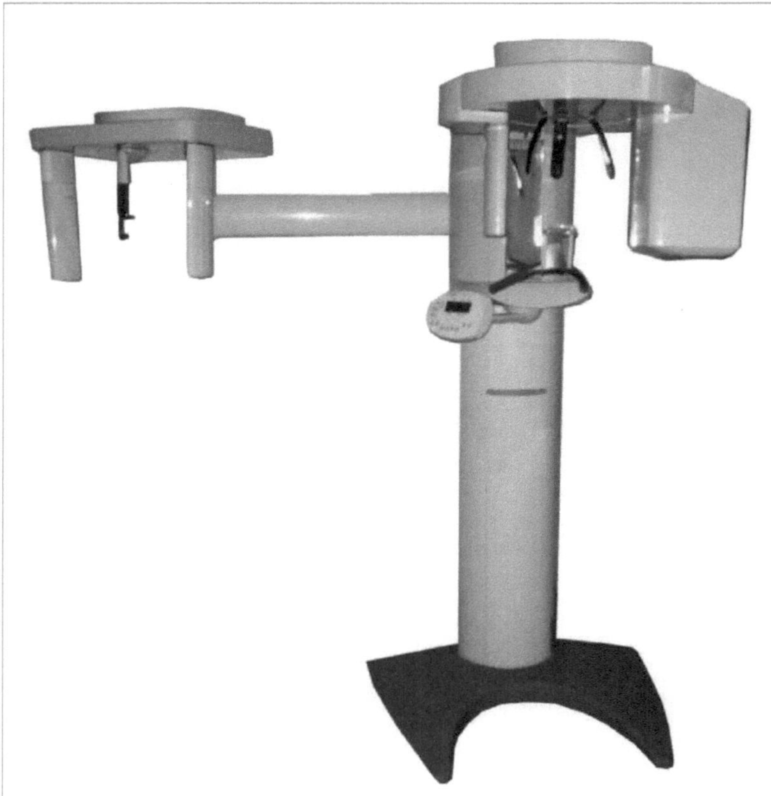

MÁQUINA OPG

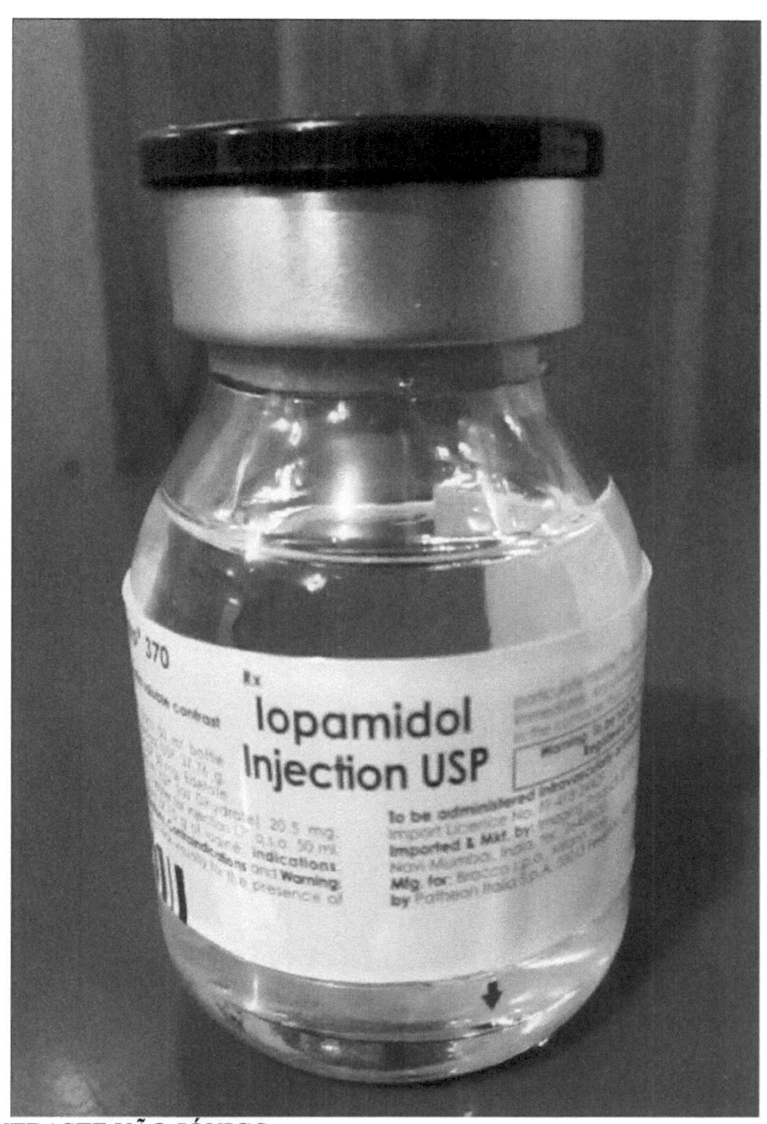

CONTRASTE NÃO-IÓNICO

CASO CLÍNICO 1:

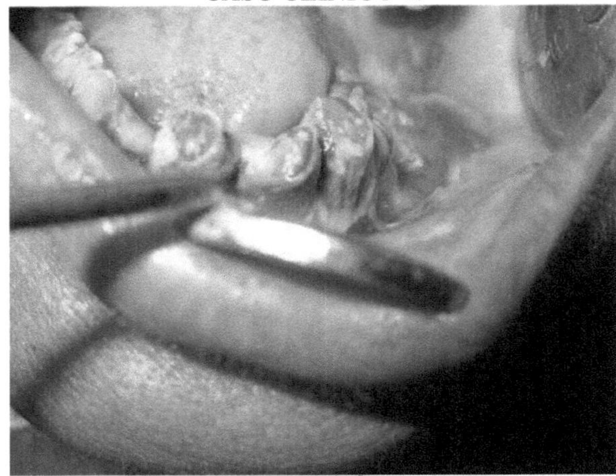

QUADRO CLÍNICO

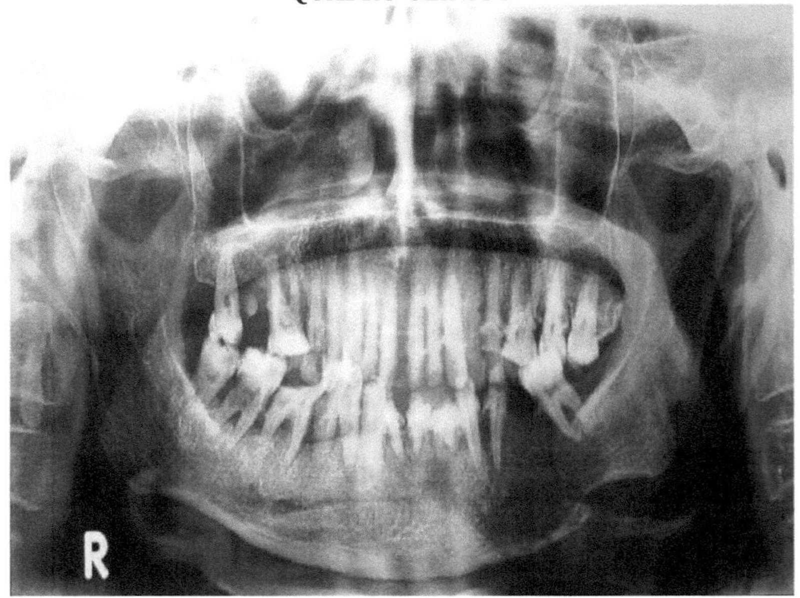

ORTOPANTOMOGRAMA

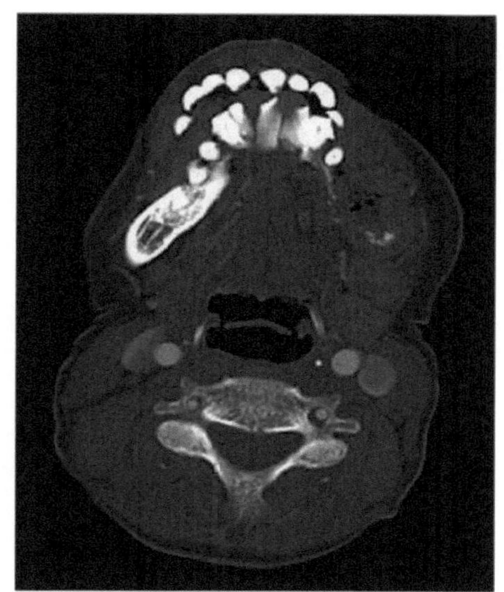

CECT- JANELA ÓSSEA

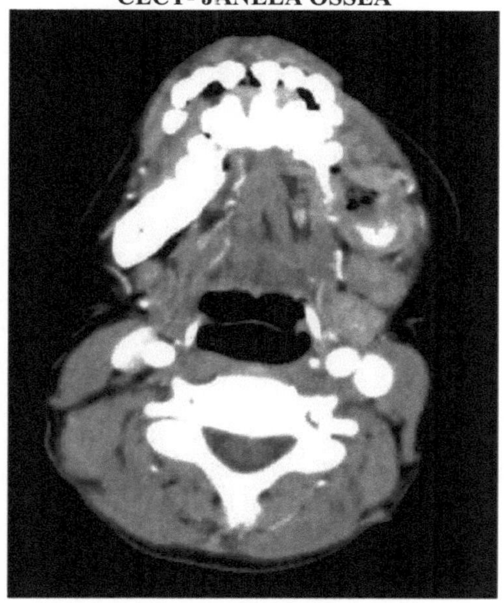

CECT- JANELA DE TECIDOS MOLES

CASO CLÍNICO 2:

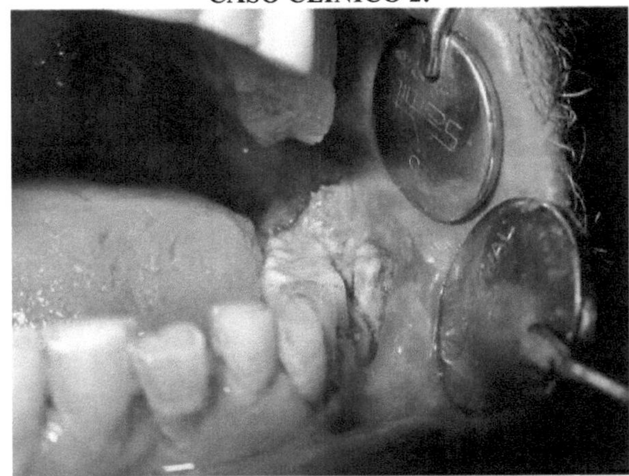

QUADRO CLÍNICO

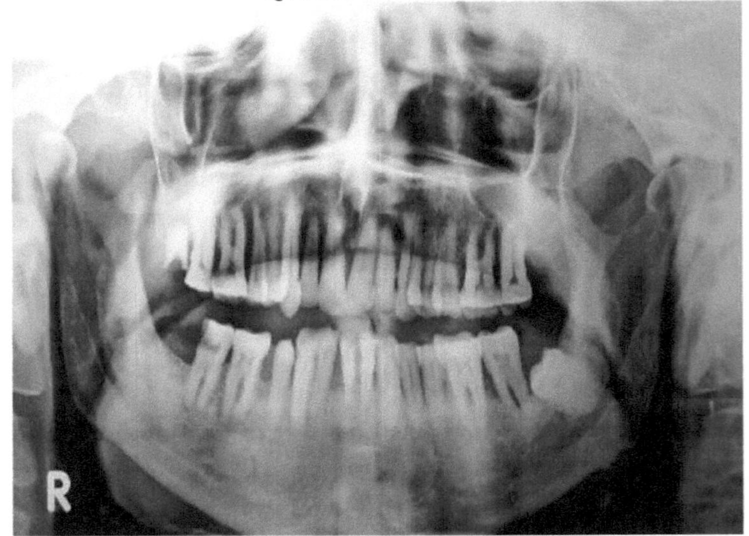

ORTOPANTOMOGRAMA

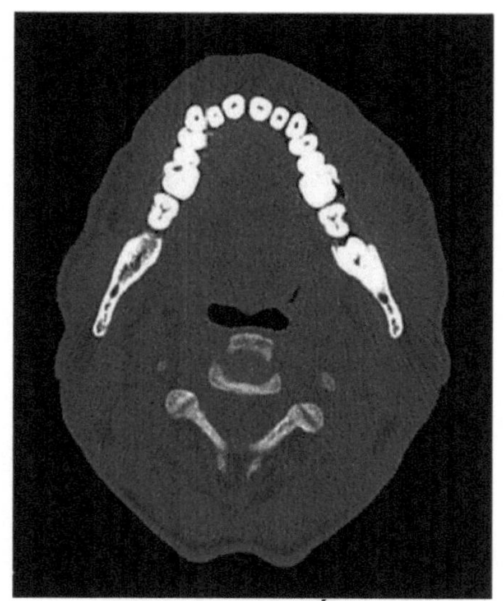

CECT- JANELA ÓSSEA

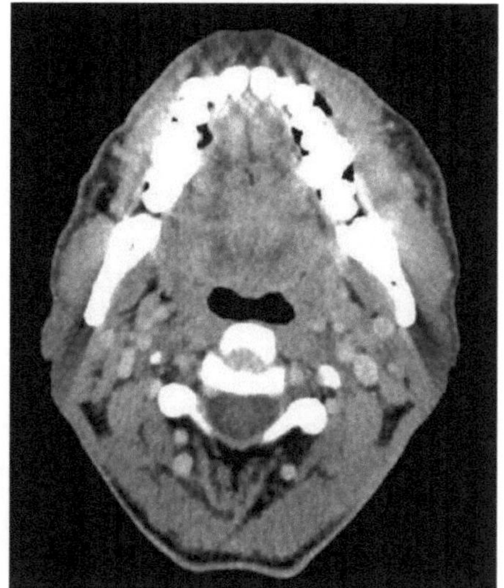

CECT- JANELA DE TECIDOS MOLES

CASO CLÍNICO 3:

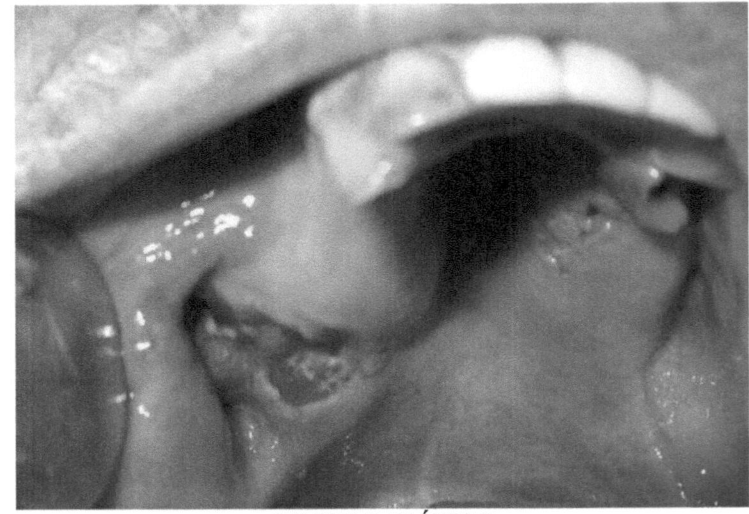

QUADRO CLÍNICO

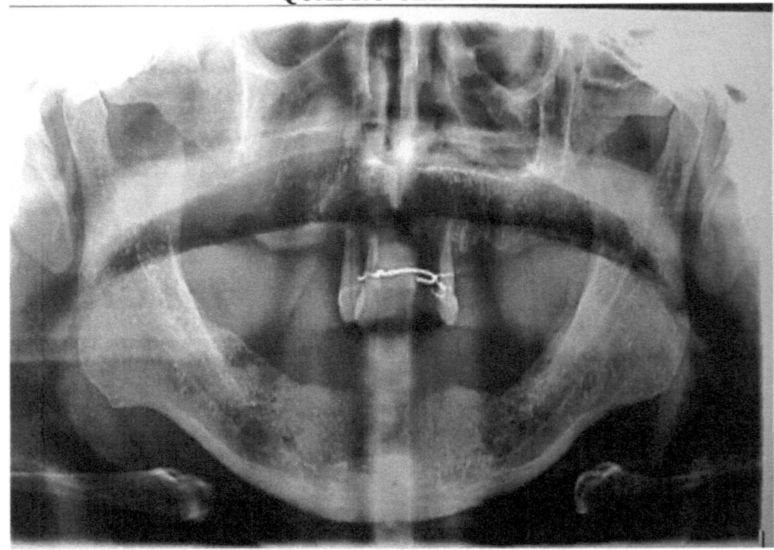

ORTOPANTOMOGRAMA

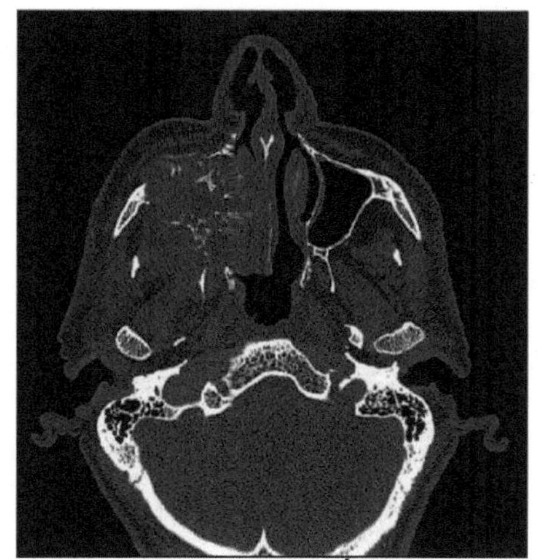

CECT- JANELA ÓSSEA

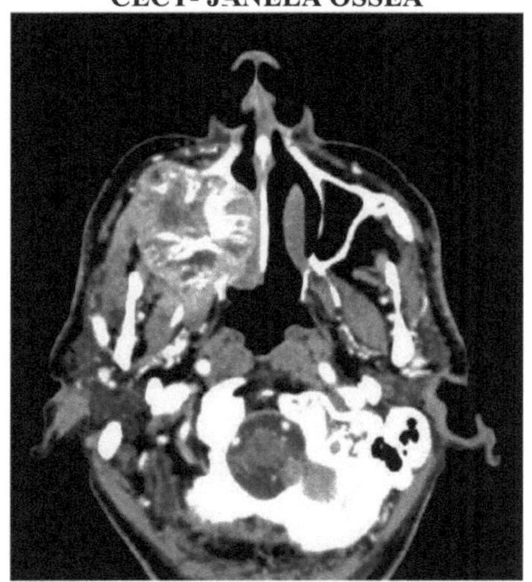

CECT- JANELA DE TECIDOS MOLES

Capítulo 5

RESULTADOS E OBSERVAÇÕES

Foi efectuado um estudo descritivo em 25 doentes com diagnóstico histopatológico de malignidade oral. Todos os doentes foram submetidos a um exame clínico completo, OPG e TAC. A eficácia do exame clínico e da OPG na previsão da invasão óssea foi comparada com os achados da TC, que foi o padrão de ouro no nosso estudo.

Os resultados obtidos foram os seguintes:

Quadro 1: RESUMO DAS CARACTERÍSTICAS DOS PACIENTES

Doente N.º/Sexo/Idade [y]	Estadio TNM	Localização do tumor primário
1/M/54	T2N1 M0	MUCOSA ALVEOLAR MANDIBULAR
2/M/63	T1N1 M0	MUCOSA ALVEOLAR MAXILAR
3/F/45	T1N1 M0	MUCOSA ALVEOLAR MANDIBULAR
4/M/70	T2N0 M0	MUCOSA BUCAL E MUCOSA ALVEOLAR MANDIBULAR
5/M/65	T4bN1 M0	MUCOSA ALVEOLAR MAXILAR
6/F/55	T3N1 M0	MUCOSA BUCAL E ALVÉOLO MANDIBULAR

7/F/70	M0 T4aN1	MUCOSA ALVEOLAR MANDIBULAR	
8/M/55	M0 T4bN1	MUCOSA ALVEOLAR MAXILAR E PALATO	
9/F/35	M0 T1N1	PALATO	
10/M/36	M0 T3N1	TRÍGONO RETROMOLAR	
11/M/48	M0 T2N0	MUCOSA ALVEOLAR MANDIBULAR	
12/M/41	T2N0	ALVEOLAR MANDIBULAR	
	M0	MUCOSA	
13/F/62	M0 T4aN0	MANDIBULAR MUCOSA	ALVEOLAR
14/M/32	M0 T4aN1	MANDIBULAR MUCOSA	ALVEOLAR

15/M/50	T3N1 M0	TRÍGONO RETROMOLAR	
16/M/44	T1N0 M0	TRÍGONO RETROMOLAR	
17/M/45	T3N0 M0	MUCOSA BUCAL E MUCOSA ALVEOLAR MANDIBULAR	
18/M/65	T2N0 M0	MANDIBULAR MUCOSA	ALVEOLAR
19/M/72	T2N0 M0	PALATO	
20/M/26	T3N0 M0	MANDIBULAR MUCOSA	ALVEOLAR
21/F/38	T1N0 M0	MANDIBULAR MUCOSA	ALVEOLAR
22/F/80	T2N0 M0	MANDIBULAR MUCOSA	ALVEOLAR
23/F/55	T2N0 M0	MANDIBULAR MUCOSA	ALVEOLAR

24/F/70	T3N0 M0	MANDIBULAR MUCOSA	ALVEOLAR
25/M/67	T1N0 M0	MANDIBULAR MUCOSA	ALVEOLAR

Distribuição etária

A idade dos doentes variou entre os 26 e os 80 anos. A idade média dos doentes foi de 53,72±14,458 anos. A idade média dos doentes do sexo masculino e feminino foi de **52**,06±14,158 e 56,67±15,362, respetivamente. [TABELA 2 E GRÁFICO 2]

Tabela 2: Distribuição etária dos doentes				
Grupo etário	N o.	Percentagem	Média ± DP	Rang e
<40	5	20	53.72±14.4 58	26-80
40-60	10	40		
>60	10	40		
Total	25	100		

GRÁFICO 2

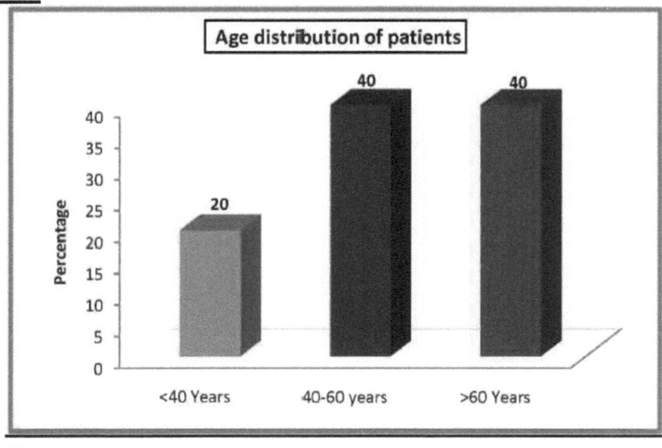

Distribuição por sexo

Entre os 25 indivíduos, 16 eram do sexo masculino e 9 do sexo feminino. [TABELA 3 E GRÁFICO 3].

A idade média dos doentes do sexo masculino e feminino foi de 52,06±14,158 e 56,67±15,362, respetivamente. [TABELA 4 & GRÁFICO 4]

Quadro 3: Distribuição dos doentes por sexo		
Género	**Não.**	**Percentagem**
Masculino	16	64
Feminino	9	36
Total	25	100

GRÁFICO 3

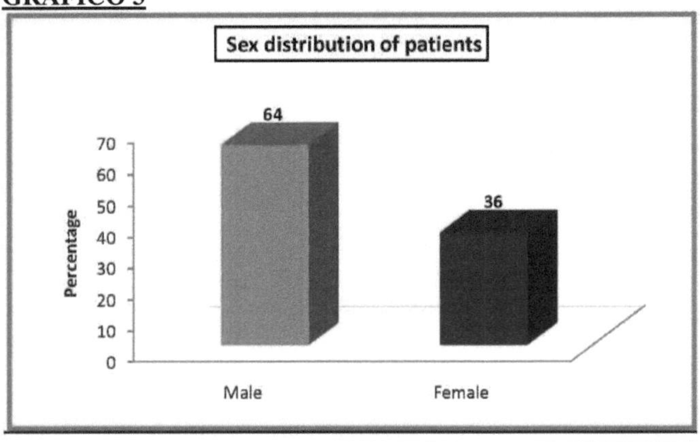

Tabela 4: Distribuição dos doentes por idade e género				
Grupo etário	**Masculino**		**Feminino**	
	Não.	**% de idade**	**Não.**	**%idade**
<40	3	18.8	2	22.2
40-60	7	43.8	3	33.3
>60	6	37.4	4	44.4
Média±SD	52.06±14.158		56.67±15.362	

GRÁFICO 4

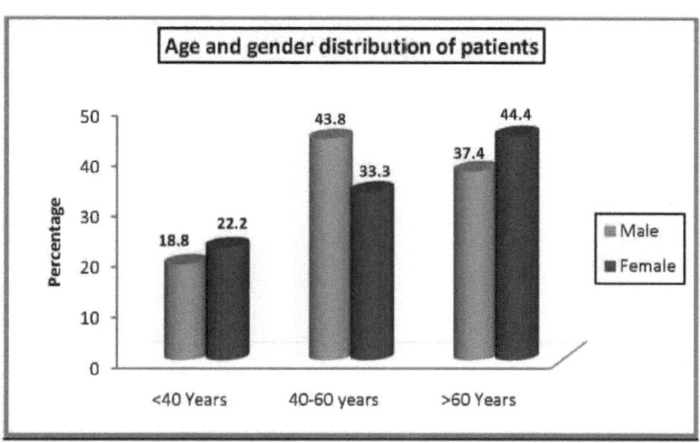

Quadro 5: Hábito tabágico dos doentes		
Hábito	Não.	Percentagem
Presente	22	88
Ausente	3	12
Total	25	100

GRÁFICO 5

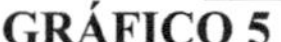

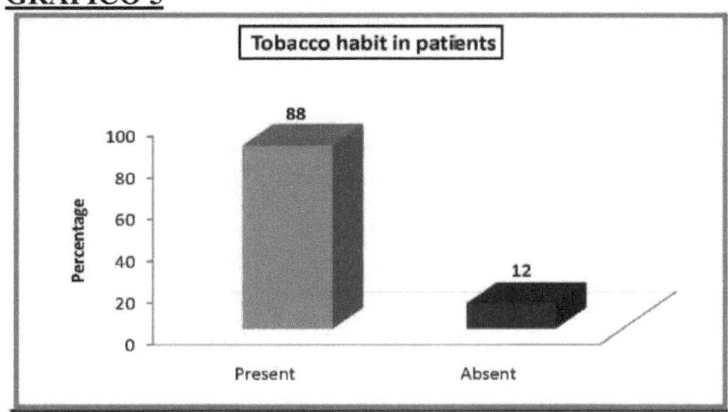

Tabela 6: Correlação do grau histopatológico com a invasão óssea					
	Tomografia computorizada				
Grau HP	Presente		Ausente		Total
	N o.	%idade	N o.	%idade	

G1	5	26.3	4	66.7	9
G2	6	31.6	2	33.3	8
G3	8	42.1	0	0	8
Total	19	100	6	100	25

GRÁFICO 6

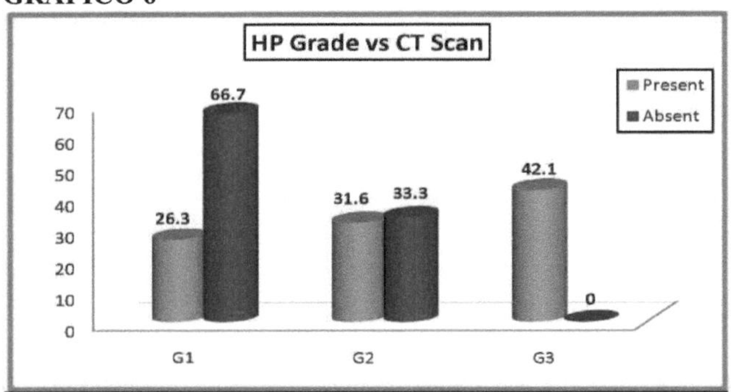

Tabela 7: Morfologia das lesões		
Morfologia	Não.	Percentagem
Úlcera papilar	7	28
Úlcera Infiltrativa	12	48
Nodular	6	24
Total	25	100

GRÁFICO 7

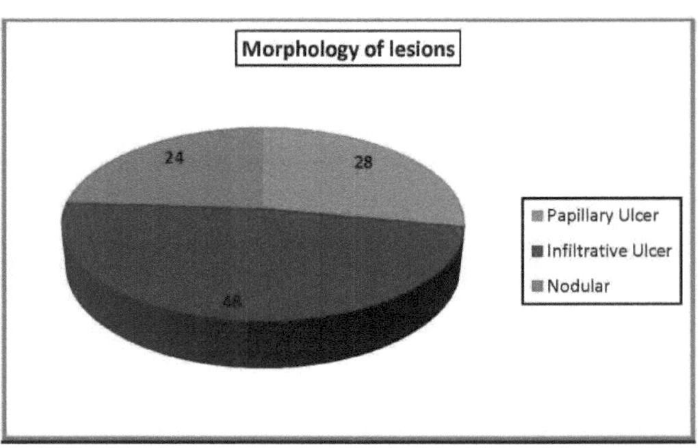

Tabela 8: Correlação da morfologia das lesões com a invasão óssea					
Morfologia	Tomografia computorizada				Total
	Presente		Ausente		
	Não *	%idade	Não *	%idade	
Papilar Úlcera	6	31.6	1	16.7	7
Infiltrativo Úlcera	9	47.4	3	50.0	12
Nodular	4	21.0	2	33.3	6
Total	19	100	6	100	25

GRÁFICO 8

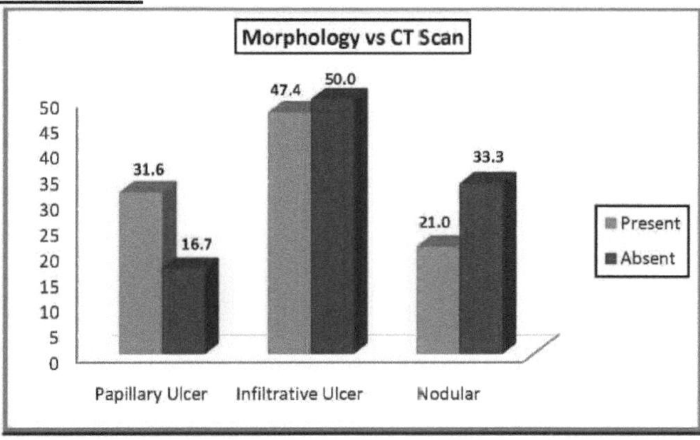

Distribuição do tamanho do tumor e estadiamento

Dos 25 doentes, em 3 doentes o tamanho do tumor era T1, em 7 era T2, em 10 era T3 e em 5 doentes o tamanho do tumor era T4.

Tabela 9: Correlação do estádio com a invasão óssea					
Estágio	Tomografia computorizada				Total
	Presente		Ausente		
	Não.	%idade	Não.	% de idade	

I	1	5.3	2	33.3	3
II	5	26.3	2	33.3	7
III	8	42.1	2	33.3	10
IVA	3	15.8	0	0	3
IVB	2	10.5	0	0	2
Total	19	100	6	100	25

GRÁFICO 9

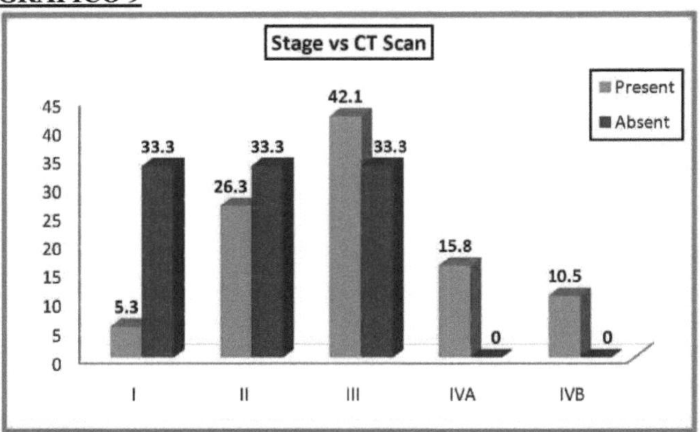

Invasão óssea

Dois revisores, um radiologista geral e um radiologista maxilofacial, avaliaram retrospetivamente as imagens radiográficas de forma independente. Houve uma concordância total entre os 2 observadores, com exceção de 2 pacientes ($\kappa = 0{,}80$).

Quadro 10: Medida Kappa de concordância			
Medida de Acordo	Valor	Padrão Erro	95% Intervalo de confiança
Kappa k	0.803	0.131	(0.547, 1.00)

Dos 25 pacientes com diagnóstico clínico e histopatológico de malignidade oral, a TC detectou invasão óssea em 19 casos e 6 casos mostraram ausência de invasão óssea. A TC foi considerada como padrão de ouro neste estudo.

Resultados do exame clínico em comparação com o padrão de ouro

Quadro 11			
Exame clínico	**Tomografia computorizada**		**Total**
	Positivo	**Negativo**	
Positivo	TP=12	FP=2	14
Negativo	FN=7	TN=4	11
Total	19	6	25

Tabela 12: Sensibilidade, especificidade, valores preditivos positivos e negativos do exame clínico

Variável	Valor	Intervalo de confiança de 95%
Sensibilidade	63.2%	(38,36% a 83,72%)
Especificidade	66.7%	(22,27% a 95,67%)
Preditivo positivo Valor	85.7%	(57,17% a 98,22%)
Preditivo negativo Valor	36.4%	(10,92% a 69,19%)

Resultados da OPG em comparação com o padrão de ouro

Quadro 13

OPG	Tomografia computorizada		Total
	Positivo	Negativo	
Positivo	TP=15	FP=1	16
Negativo	FN=4	TN=5	9
Total	19	6	25

Quadro 14: Sensibilidade, especificidade, valores preditivos positivos e negativos da OPG

Variável	Valor	95 % de confiança Intervalo
Sensibilidade	78.9%	(54,43% a 93,95%)
Especificidade	83.3%	(35,88% a 99,58%)
Preditivo positivo Valor	93.7%	(69,79% a 99,84%)
Preditivo negativo Valor	55.5%	(21,21% a 86,31%)

O teste de postos assinados de Wilcoxon foi utilizado para determinar a diferença entre os exames clínico e de TC e OPG e TC.

Quadro 15			
Comparação	Valor Z	Valor P*	Observações

	Estatística	Valor de P*	
CT vs Clínica Suspeita	-1.667	0.096	Não significativo
CT vs OPG	-1.342	0.18	Não significativo
*Valor de P pelo teste de Wilcoxon Signed Rank			

Quadro 16: RESUMO DA PRESENÇA E AUSÊNCIA DE OSSOS INVASÃO EM EXAMES CLÍNICOS, OPG E CT

Paciente nº.	EXAME CLÍNICO	OPG	TC	SITE
1	AUSENTES	ABSENT	PRESENT	MANDIBULAR MUCOSA ALVEOLAR
2	AUSENTES	ABSENT	PRESENT	MAXILAR MUCOSA ALVEOLAR
3	PRESENTES	PRESENT	PRESENT	MANDIBULAR MUCOSA ALVEOLAR
4	AUSENTES	PRESENT	ABSENT	MUCOSA BUCAL E MANDIBULAR MUCOSA ALVEOLAR
5	PRESENTES	PRESENT	PRESENT	MAXILAR MUCOSA ALVEOLAR

6	PRESENTES	PRESENT	PRESENT	MUCOSA BUCAL E ALVÉOLO MANDIBULAR
7	PRESENTES	PRESENT	PRESENT	MANDIBULAR MUCOSA ALVEOLAR
8	PRESENTES	PRESENT	PRESENT	MAXILAR MUCOSA ALVEOLAR E PALATO
9	AUSENTES	ABSENT	ABSENT	PALATO
10	PRESENTES	ABSENT	PRESENT	RETROMOLAR TRIGONE
11	AUSENTES	PRESENT	PRESENT	MANDIBULAR MUCOSA ALVEOLAR
12	AUSENTES	PRESENT	PRESENT	MANDIBULAR MUCOSA ALVEOLAR
13	PRESENTES	PRESENT	PRESENT	MANDIBULAR MUCOSA ALVEOLAR

14	PRESENTES	PRESENT	PRESENT	MANDIBULAR MUCOSA ALVEOLAR
15	PRESENTES	PRESENT	PRESENT	RETROMOLAR TRIGONE
16	AUSENTES	PRESENT	PRESENT	RETROMOLAR TRIGONE
17	PRESENTES	PRESENT	PRESENT	MUCOSA BUCAL E MANDIBULAR MUCOSA ALVEOLAR
18	AUSENTES	ABSENT	PRESENT	MANDIBULAR MUCOSA ALVEOLAR
19	PRESENTES	ABSENT	ABSENT	PALATO
20	AUSENTES	ABSENT	ABSENT	MANDIBULAR MUCOSA ALVEOLAR
21	AUSENTES	ABSENT	ABSENT	MANDIBULAR MUCOSA ALVEOLAR

22	PRESENTES	PRESENT	PRESENT	MANDIBULAR MUCOSA ALVEOLAR
23	AUSENTES	PRESENT	PRESENT	MANDIBULAR MUCOSA ALVEOLAR
24	PRESENTES	PRESENT	PRESENT	MANDIBULAR MUCOSA ALVEOLAR
25	PRESENTES	ABSENT	ABSENT	MANDIBULAR MUCOSA ALVEOLAR

Capítulo 6

DISCUSSÃO

O cancro oral é uma doença terrível que ocorre mais frequentemente no subcontinente indiano. Uma vez que raramente existe uma segunda oportunidade de cura, a abordagem inicial do tratamento é importante. Um fator crucial na avaliação pré-tratamento destes doentes é a determinação da presença e da extensão da invasão óssea. A presença ou ausência de invasão óssea tem implicações importantes para a seleção da terapêutica, uma vez que os tumores que invadem o osso tendem a responder mal à radioterapia e, se forem irradiados, existe um risco significativo de osteorradionecrose, sobretudo se for necessária uma cirurgia de salvamento.[53]

Os tumores que se aproximam clinicamente do osso podem não mostrar invasão óssea clinicamente ou na radiografia simples, mas esses casos podem apresentar um mau prognóstico quando o tumor é excisado sem o osso ou, nos casos em que não há invasão óssea, o tratamento pode envolver ressecções mandibulares desnecessárias.

Historicamente, a ressecção da mandíbula foi originalmente descrita por **Crile**[54] em 1906, em conjunto com uma dissecção do pescoço e a excisão de um cancro oral. No entanto, nos primeiros tempos, a operação tinha uma mortalidade tão elevada que foi praticamente abandonada a favor da radioterapia. Na década de 1940, a melhoria das técnicas cirúrgicas e anestésicas, bem como a introdução de antibióticos, levou a um ressurgimento da ressecção combinada maxilo-cervical. Esta baseava-se na premissa anatómica de que os linfáticos da cavidade oral, em 50% dos casos, passavam pelo periósteo mandibular a caminho do pescoço,[55] e, por conseguinte, a remoção *em bloco* dos cancros orais exigia uma ressecção mandibular. **Ward e Robben**[55] recomendaram, por conseguinte, a ressecção de um segmento da mandíbula em todos os doentes em que o tumor se estendia perto ou sobre a mandíbula. A mandibulectomia segmentar complica consideravelmente o procedimento operatório, além de contribuir para o aumento da probabilidade de morbilidade para o doente.[56] Por conseguinte, se a doença for oncológica, a preservação da continuidade mandibular beneficiará consideravelmente o doente. Os trabalhos de referência de **Marchetta et al**[57,58] confirmaram que a invasão mandibular ocorreu por extensão direta e não através dos linfáticos e, além disso, não conseguiram correlacionar o envolvimento do nódulo cervical com o envolvimento periosteal. Com base nestes resultados, foi desenvolvido o conceito de mandibulectomia marginal.

A previsão exacta da presença e extensão da invasão mandibular assume, por conseguinte, uma importância considerável, uma vez que uma ressecção segmentar inadequada aumentará a complexidade da reconstrução e o peso da reabilitação. Por outro lado, uma ressecção marginal inadequada comprometerá potencialmente os objectivos oncológicos e aumentará o risco de recorrência local.

Para prever a invasão da mandíbula, foram introduzidas várias técnicas radiológicas nos últimos anos. Estas incluem radiografias simples,[13-15,59] tomografia,[8] exames de radionuclídeos,[13,15,59] ultrassonografia,[60] tomografia computorizada[8,14,16,21,22,29,43,45] e ressonância magnética[61] .

O nosso estudo foi realizado para avaliar a precisão do exame clínico e dos achados da OPG em comparação com a TC com contraste.

A utilização da TC na avaliação da invasão óssea em cancros da cavidade oral tem sido defendida por vários autores.[8,13-15] **Close et al**[8] apoiaram a TC como o estudo radiológico de eleição. **Lane et al**[15] consideraram a TC como o estudo de eleição para a avaliação de doentes com carcinomas do trígono retromandibular, por ser menos dispendioso e mais facilmente disponível. Mais recentemente, **Van Cann et al**[16] realizaram um estudo para determinar a combinação ideal de métodos de exame pré-operatório para prever a invasão mandibular por carcinoma oral de células escamosas. Construíram oito algoritmos de diagnóstico possíveis. O seu algoritmo de diagnóstico preferido consiste em TC ou RM, seguido de SPECT ósseo nos casos em que o primeiro exame não mostra sinais de invasão mandibular. Qualquer uma das combinações previu com exatidão a invasão em 85% dos doentes, proporcionando flexibilidade de escolha ao clínico, dependendo da situação relativa, das indicações e das contra-indicações.

Lane et al[15] discutiram as armadilhas potencialmente alarmantes da TC na deteção de envolvimento ósseo. Indicaram as seguintes razões prováveis para as limitações da técnica de TC utilizada na sua investigação retrospetiva:
1. Estudos de secções espessas (5 mm),
2. Falta de algoritmo ósseo de alta resolução, e
3. Avaliação de estudos apenas no plano axial.

Sugeriram que os estudos optimizados com contraste devem ser realizados inicialmente de forma contígua no plano axial, com uma espessura de corte não superior a 3 mm. A deteção de invasão óssea pode ser melhorada através da reconstrução do estudo com um algoritmo ósseo de alta resolução, para além de um algoritmo de tecidos moles.

Estes factores foram ultrapassados no nosso estudo, no qual realizámos estudos contrastados com uma espessura de corte mínima de 0,6 mm, utilizando janelas de tecidos moles e ósseas. Também foram estudados casos noutros planos utilizando MPR, facilitando a deteção de casos positivos.

Panorama do estudo

Neste estudo, procurou-se conhecer a precisão e a previsibilidade do exame clínico e da OPG avaliada por TC na deteção de invasão óssea em doentes com cancro oral.

O estudo foi efectuado em pacientes que se apresentaram no Departamento de Medicina Oral e Radiologia. Esses pacientes eram casos confirmados por biópsia de neoplasias malignas orais com provável envolvimento ósseo. Entre os 25 pacientes incluídos no nosso estudo, 16 pacientes eram do sexo masculino e 9 pacientes eram do sexo feminino, com uma idade média de 53,7 anos (variação de 26-80 anos). Isso é semelhante à coorte estudada por Albuquerque et al[12] , onde a idade média dos pacientes era de 57,8 anos (variação de 29 a 84 anos).

Estes doentes foram agrupados de acordo com a classificação TNM. Havia 3 doentes com doença T1, 7 doentes com doença T2, 10 doentes com doença T3 e 5 doentes com doença T4.

Em todos os doentes, foi efectuado um exame clínico e de OPG seguido de TC com contraste. Os resultados da TC foram considerados como o padrão de ouro no nosso estudo.

A tomografia computorizada indicou que 19 dos 25 doentes tinham um tumor que se infiltrava no osso, ou seja, 76%. Isto está em comparação com a taxa de 68% registada por **Kalavrezos et al**[17] e **Albuquerque et al**[18] nos seus estudos.

Dois revisores, um radiologista geral e um radiologista maxilofacial, avaliaram retrospetivamente as imagens radiográficas de forma independente. Verificou-se uma concordância total entre os 2 observadores, com exceção de 2 pacientes (κ^{62} = 0,80). Esta comparação foi efectuada segundo o modelo de **Nakayama et al**[37] (κ = 0,94). A propósito, os dois casos em que houve discordância entre os revisores foram casos envolvendo a mucosa alveolar mandibular. A razão potencial para esta discordância pode ser atribuída à elevada incidência de artefactos que ocorrem quando se examina a mandíbula com a tomografia computorizada, tal como referido por **Smyth et al**[20] . Afirmaram que estes artefactos incluem a presença de alvéolos dentários irregulares e doença dentária periapical, bem como a absorção óssea variável que ocorre na mandíbula após a perda de dentes, podendo todos eles sugerir falsamente uma invasão óssea. Além disso, o artefacto da amálgama dentária pode fazer com que não se observe uma área de invasão cortical precoce. Em última análise, as diferenças foram resolvidas por consenso.

Resultados do exame clínico comparados com o padrão de ouro

No nosso estudo, o exame clínico revelou 14 casos positivos, dos quais 12 foram confirmados por TC e 4 casos falsos positivos, com uma precisão de 64%.

Apresenta uma sensibilidade de 63,2%, uma especificidade de 66,7%, um valor preditivo positivo de 85,7% e um valor preditivo negativo de 36,4%.

Este facto está em conformidade com cs resultados de **Van Cann et al**[45] , que concluíram que a sensibilidade do exame clínico era de 59,1%. Em contrapartida, **Close et al**[8] e **Van den Brekel et al**[25] registaram uma sensibilidade inferior do exame clínico, de 53% e 39%, respetivamente. Outros investigadores[16.21,39,43] referiram sensibilidades mais elevadas, variando entre 82,3 e 96%, e especificidades entre 44,4 e 87,5%. **Leipzig**[13] relatou uma exatidão do exame clínico de 84% no seu estudo.

A relação entre o local da lesão e a presença de invasão óssea tem sido analisada por vários autores.[20,22] De acordo com esses estudos, os tumores localizados na região retromolar e no rebordo alveolar são os que têm maior probabilidade de invadir o osso (88%), uma vez que a camada de tecido mole nessas áreas é bastante fina, o que permite uma rápida invasão óssea pelo tumor. Este facto também foi confirmado no nosso estudo.

O aspeto morfológico dos tumores associados ao envolvimento ósseo não tem sido muito estudado.[43] Dos 12 pacientes que apresentavam lesões com aspeto clínico de úlcera infiltrativa, 9 (75%) apresentavam invasão óssea. Esta elevada propensão para a invasão óssea por parte destas lesões pode dever-se ao principal vetor de crescimento em direção aos tecidos profundos. 6 de 7 (85,7%) úlceras papilares e 4 de 6 (66,7%) lesões nodulares apresentaram envolvimento ósseo.

O conceito de associação do estádio do tumor com o envolvimento do osso mandibular é apoiado por muitos estudos.[18,22] O nosso estudo corroborou esses achados, mostrando uma progressão gradual de 33,3% de doentes no estádio I com invasão óssea para 100% no estádio IV.

Resultados do OPG comparados com o padrão de ouro

No nosso estudo, os resultados da OPG revelaram invasão óssea em 16 doentes, dos quais 15 foram confirmados por TC, com um caso de falso positivo e uma exatidão de 80%.

A análise estatística revelou uma sensibilidade de 78,9%, uma especificidade de 83,3%, um valor preditivo positivo de 93,7% e um valor preditivo negativo de 55,5%.

Este facto está em concordância com os valores de sensibilidade comunicados por **Smyth et al**[20] (73,6%) e **Kushraj et al**[50] (75%). **Ord et al**[23] demonstraram que a OPG tem uma sensibilidade de 86,6% e uma especificidade de 80%. Em contrapartida, vários autores referiram valores de sensibilidade inferiores[21,25,45] , variando entre 61,4 e 69,2%. **Rao et al**[39] registaram uma sensibilidade superior de 92% e uma especificidade de 58%. **Leipzig**[13] referiu que a exatidão da OPG era de 68% no seu estudo.

Vários autores opinaram que a OPG é útil quando existe uma invasão grosseira do osso cortical. No entanto, não é útil para avaliar a invasão mínima ou o envolvimento do córtex interno.[44]

O nosso estudo tem algumas limitações. Em primeiro lugar, não houve correlação histopatológica pós-operatória para confirmação da invasão óssea, como é feito pela maioria dos estudos. O nosso estudo foi feito nos moldes de **Albuquerque et al**[43] e foi puramente um estudo clínico-radiológico. Em segundo lugar, o nosso estudo foi uma avaliação qualitativa da simples presença ou ausência de invasão óssea. Isto contrasta com a avaliação quantitativa efectuada por alguns outros autores.[18,37] A ausência de comentários sobre a extensão da invasão foi semelhante à de **Smyth et al.**[20] , que acreditavam que isso se devia à crueza da radiologia em refletir as alterações histológicas. Em terceiro lugar, o tamanho da amostra no estudo foi pequeno, embora exatamente o mesmo número que o de **Albuquerque et al**[43] , o que exige um estudo mais aprofundado com coortes maiores para validar os resultados.

RESUMO E CONCLUSÃO

O estudo foi realizado com o objetivo de determinar a precisão e a previsibilidade do exame clínico e da OPG na deteção de invasão óssea em doentes com cancro oral. Neste estudo, comparámos a invasão óssea em 25 doentes com cancro oral confirmado por biopsia. Todos os doentes foram submetidos a um exame clínico minucioso e a OPG, seguido de TC com contraste. Estas modalidades foram comparadas com o padrão de ouro [TC]. Após a aplicação dos testes de diagnóstico aos dados, foram retiradas as seguintes conclusões do estudo:

- A sensibilidade e a especificidade do exame clínico foram de 63,2% e 66,7%, respetivamente.

- A sensibilidade e a especificidade do OPG foram de 78,9% e 83,3%, respetivamente.

- O valor preditivo positivo e o valor preditivo negativo do exame clínico foram de 85,7% e 36,4%, respetivamente.

- O valor preditivo positivo e o valor preditivo negativo da OPG foram de 93,7% e 55,5%, respetivamente.

O estudo conclui que a deteção da invasão óssea através do exame clínico e da OPG pode ser subjectiva, mas a deteção da invasão óssea através destes métodos é eficiente com um grau aceitável. Além disso, o estudo mostrou uma maior propensão para as lesões do estádio IV que envolvem o alvéolo ou o palato duro apresentarem invasão óssea.

Assim, este estudo conclui que um exame clínico cuidadoso seguido de OPG pode servir como uma avaliação preliminar para detetar a presença provável e a extensão da invasão óssea em doenças malignas orais. No entanto, devido ao menor tamanho da amostra, os resultados obtidos neste estudo podem não ser definitivos.

REFERÊNCIAS:

1.	Khandekar SP, Bagdey PS, Tiwari RR. Cancro oral e alguns factores epidemiológicos: A hospital based study. Indian J Community Med. 2006; 31: 157-9.

2.	Mehrotra R, Yadav S. Oral squamous cell carcinoma: etiology, pathogenesis and prognostic value of genomic alterations (Carcinoma oral de células escamosas: etiologia, patogénese e valor prognóstico das alterações genómicas). Indian J Cancer. 2006; 43: 60-66.

3.	Sankaranarayanan R. Oral cancer in India (Cancro oral na Índia): An epidemiologic and clinical review. Oral Surg Oral Med Oral Pathol. 1990; 69: 325-30.

4.	Khanna SS, Karjodkar FR. Circulating immune complexes and trace elements (copper, iron and selenium) as markers in oral precancer and cancer: a randomised, controlled clinical trial. Head Face Med. 2006; 2: 33.

5.	Molly S, Rosebush, Rao KS, Sandeep S, Weikuan Gu, Charles R et al. Cancro oral: Características duradouras e tendências emergentes. J Tenn Dent Assoc 2011; 91(2): 24-29.

6.	Park K. Textbook of Preventive and Social Medicine (Manual de Medicina Preventiva e Social). 14th ed. Jabalpur: Banarsidas Bhanor Publisher; 1994.p.261-5.

7.	Nakayama E, Yoshiura K, Yuasa K, Tabada O, Araki K, Sanda S et al. Deteção da invasão óssea pelo carcinoma gengival da mandíbula: uma comparação entre a radiografia intra-oral e panorâmica e a tomografia computorizada. Dentomaxilofac Radiol. 1999;28(6):352-6.

8.	Shaha AR. Avaliação pré-operatória da mandíbula em pacientes com carcinoma do pavimento da boca. Head Neck. 1991;13(5):398-402.

9.	O'Brien CJ, Carter RL, Soo KC, Barr LC, Hamlyn PJ, Shaw HJ. Invasão da mandíbula por carcinomas escamosos da cavidade oral e orofaringe. Head Neck Surg. 1986;8(4):247-56.

10.	Cavalcanti MGP, Ruprecht A, Quets J. Progressão do carcinoma espinocelular maxilofacial avaliada por meio de computação gráfica e tomografia computadorizada espiral. Dentomaxilofac Radiol. 1999;28(4):238-44.

11.	Huntley TA, Busmanis I, Desmond P, Wiesenfeld D. Invasão mandibular por carcinoma de células escamosas: um estudo tomográfico e histológico. Br J Oral Maxillofac Surg. 1996;34(1):69-74.

12.	Swearingen AG, McGraw JP, Palumbo VD. Correlação patológica roentgenográfica do carcinoma da gengiva envolvendo a mandíbula. Am J Roentgenol Radium Ther Nucl Med. 1966 Jan; 96(1): 15-8.

13. Leipzig B. Avaliação da invasão mandibular por carcinoma. Cancer. 1985; 56: 1201-1205.

14. Close LG, Merkel M, Burns DK, Shaefer SD. Tomografia computorizada na avaliação da invasão mandibular por carcinoma intra-oral. Ann Oto Rhinol Laryngol. 1986; 95: 383-8.

15. Gilbert, Tzadik S, Leonard A. Envolvimento mandibular por carcinoma oral de células escamosas. Laryngoscope. 1986; 95: 383-8.

16. Bahadur S. Envolvimento mandibular no cancro oral. J Laryngol Otol. 1990; 104(12): 968-971.

17. Millesi W, Prayer L, Helmer M. Gritzmann N. Diagnóstico por imagem da invasão tumoral da mandíbula. Int J Oral Maxillofac Surg. 1990; 19(5): 294-298.

18. Brown JS, Griffith JF, Phelps PD Browne RMA. Comparação de diferentes modalidades de imagiologia e inspeção direta após a remoção do periósteo na previsão da invasão da mandíbula pelo carcinoma oral de células escamosas. Br J Oral Maxillofac Surg. 1994; 32(6): 347-359.

19 Curran AJ, Toner M, Quinn, Wilson A, Timon GC. Invasão mandibular diagnosticada por SPECT. Clin Otolaryngol Allied Sci. 1996; 21(6): 542-555.

20 Smyth DA, O'Dwyer TP, Keane CO, Stack J. Previsão da invasão mandibular no cancro da boca. Clin Otolaryngol Allied Sci. 1996; 21(3): 265-268.

21 Zupi AL, Califano, Maremonti, Longo P, Ciccarelli F, Soricelli RA. Precisão no diagnóstico do envolvimento mandibular por cancro oral. J Craniomaxillofac Surg. 1996; 24(5): 281-284.

22 . Kalavrezos ND, Gratz KW et al. Correlação das características imagiológicas e clínicas na avaliação da invasão mandibular de carcinomas orais. Int J Oral Maxillofac Surg. 1996; 25(6): 439-445.

23 Ord RA, Sarmadi M. Papadimitrou J. Uma comparação da ressecção óssea segmentar e marginal para o carcinoma espinocelular oral envolvendo a mandíbula. J Oral Maxillofac Surg. 1997; 55: 470-477.

24 . Cavalcanti MGP, Vannier MW. O papel da tomografia computadorizada espiral tridimensional nas metástases orais. Dentomaxilofac Radiol. 1998; 27: 203-208.

25 van den Brekel MWM, Runne RW, Smeele LE, Tiwari RM, Snow GB, Castelijns JA. Avaliação da invasão tumoral na mandíbula: o valor de diferentes técnicas de imagiologia. Eur Radiol. 1998; 8(9): 1552-7.

26 Nallet E, Piekarski JD, Bensimon J, Ameline L, Barry E, Gehanno B. Valor da ressonância magnética e da tomografia computorizada nos cancros oro-buco-faríngeos com invasão óssea. Ann Otolaryngol Chir Cervicofac. 1999;

116(5): 263-269.

27   . Acton CHC, Layt C, Gywnne R, Cooke R, Seaton D. Modalidades de investigação da invasão mandibular por carcinoma de células escamosas. The Laryngoscope. 2000; 110(12): 2050-55.

28   Cecil S. Ash, Nason RW, Abdoh Ahmed A, Cohen Mark. Implicações prognósticas da invasão mandibular no cancro oral. Head & Neck 2000; 22: 794-798.

29   Lane AP, Buckmire RA, Mukherji SK, Pillsbury HC, Meredith SD. Utilização da tomografia computorizada na avaliação da invasão mandibular no carcinoma do trígono retromolar. Otolaryngol Head Neck Surg. 2000; 122(5): 673-677.

30   . Nakayama E, Yoshiura K, Yuasa K, Kanda S, Saitoh M, Kage W, et al. Estudo da associação entre o prognóstico do carcinoma da gengiva mandibular e o padrão de destruição óssea na tomografia computorizada. Dentomaxillofac Radiol. 2000; 29: 163-169.

31   Brown JS, Lewis-Jones H. Evidence for imaging the mandible in the management of oral squamous cell carcinoma: a review. Br J Oral Maxillofac Surg. 2001; 39: 411-418.

32   Mukherji SK, Isaacs DL, Creager A, Shockley W, Weissler M, Armao D. Deteção por TC da invasão mandibular por carcinoma de células escamosas da cavidade oral. AJR Am J Roentgenol. 2001; 177(1): 237-43.

33   Periera AC, Cavalcanti MG, Tossato, Guida PS, Duaik FJ, Kuroshi MC, Análise de carcinomas epidermóides através de radiografia panorâmica e tomografia computadorizada. Pesqui Odontol Bras 2001; 15(4): 320-326.

34   Ogura I, Kurabayashi T, Amagasa T, Okada N, Sasaki T. Invasão do osso mandibular por carcinoma gengival em imagens de TC dentária como indicador de metástases nos gânglios linfáticos cervicais. Dentomaxilofac Radiol. 2002; 31: 339-343.

35   Shingaki, Nomura S, Takada T, Kobayashi M, Suzuki T, Nakajima I. Carcinomas de células escamosas do alvéolo mandibular: análise de factores de prognóstico. Oncology 2002; 62(1): 17-24.

36   Brockenbrough JM, Petruzelli GJ, Lomasey L. Dentascan como um método exato de prever a invasão mandibular em pacientes com carcinoma de células escamosas da cavidade oral. Arch Otolaryngol Head Neck Surg. 2003; 129: 113-117.

37   . Nakayama E, Yoshiura K, Ozeki S, Nakayama H, Yamaguchi T, Yoshikawa H, Kanda S, Ohishi M, Shirasuna K. A correlação das características histológicas com um padrão de radiografia panorâmica e um padrão de tomografia

computorizada de destruição óssea no carcinoma da gengiva mandibular. Oral Surg Oral Med Oral Pathol Oral Radiol Endod. 2003 Dec; 96(6): 774-82.

38   Ogura I, Kurabayashi T, Sasaki T, Amagasa T, Okada N, Kaneda T. Invasão do osso maxilar por carcinoma gengival como indicador de metástases cervicais. Dentomaxilofac Radiol. 2003; 32: 291-294.

39   Rao LP, Das SR, Mathews A, Naik BR, Chacko E, Pandey M. Invasão mandibular no carcinoma espinocelular oral: investigação por exame clínico e ortopantomografia. Int J Oral Maxillofac Surg. 2004; 33: 454-457.

40   Goerres GW, Schmid DT, Schuknecht B, Eyruch GK. Invasão óssea em pacientes com cancro da cavidade oral: comparação da TC convencional com PET/CT e SPECT/CT. Radiology. 2005; 237: 281-287.

41   . Imaizumi A, Yoshino N, Yamada, Nagumo I, Amagasa K, Omura T, Okada K, Kurabayashi N. Uma potencial armadilha da imagiologia por RM para avaliar a invasão mandibular do carcinoma de células escamosas na cavidade oral. Am J Neuroradiol. 2006; 27(1): 1141422.

42   . Bianchi SD, Scoletta M, Cassione FB, Migliaretti G, Mozzati M. Computerized tomographic findings in bisphosphonate-associated osteonecrosis of the jaw in patients with cancer. Oral Surg Oral Med Oral Pathol Oral Radiol Endod. 2007; 104: 249-58.

43   . Albuquerque MAP, Kuruoshi ME, Oliveira IRS, Cavalcanti MGP. Avaliação tomográfica da correlação entre o exame clínico e o envolvimento ósseo em tumores malignos bucais. Braz Oral Res. 2009; 23(2): 196-202.

44   Rajesh A, Khan A, Kendall C, Hayter J, Cherryman G. Pode a ressonância magnética substituir a tomografia computorizada de fotão único e a tomografia computorizada na deteção de invasão óssea em doentes com carcinoma espinocelular oral? Br J Oral Maxillofac Surg 2008; 46: 11-14.

45   Van Cann EM, Koole R, Oyen WJG, de Rooy JWJ, de Wilde PC, Slootweg PJ, et al. Avaliação da invasão mandibular do carcinoma de células escamosas através de vários métodos de imagiologia: construção de um algoritmo de diagnóstico. Int J Oral Maxillofac Surg 2008; 37: 535-541.

46   . Deepanandan L, Narayanan V, Baig MF. Invasão mandibular de carcinoma espinocelular: factores que determinam a ressecção cirúrgica da mandíbula através de tomografia computorizada e estudo histopatológico. J Maxillofac Oral Surg. 2010; 9(1): 48-53.

47   . Figueiredo PT, Leite AF, Freitas AC, Nascimento LA, Cavalcanti MG, Melo NS, Guerra EN. Comparação entre a tomografia computadorizada e a avaliação clínica no estadiamento tumoral/nodular e no acompanhamento do câncer de cavidade oral e orofaringe. Dentomaxilofac Radiol. 2010; 39: 140-148.

48   Gu DH, Yoon DY, Park CH, Chang SK, Lim KJ, Seo YL, et al. TC, RM, (18)F-FDG PET/CT e a sua utilização combinada para a avaliação da invasão mandibular por carcinomas de células escamosas da cavidade oral. Ata Radiol 2010; 51: 1111-1119.

49   . Hendrikx AWF, Maal T, Dieleman F, Van Cann EM, Merkx MAW. TC Conebeam na avaliação da invasão mandibular por carcinoma espinocelular oral: resultados do estudo preliminar. Int J Oral Maxillofac Surg 2010; 39: 436-439.

50   Kushraj T, Chatra L, Shenai P, Rao PK. Invasão óssea em doentes com cancro oral: Uma comparação entre ortopantomografia, tomografia computorizada convencional e tomografia computorizada por emissão de positrões simples. J Cancer Res Therap. 2011; 7(4): 438-441.

51   . Chaudhary M, Bohra S, Gupta R, Patil S. Comparação e previsão da extensão da lesão do carcinoma espinocelular oral. J Int Dent Med Res. 2012; 5(2): 7784.

52   Comité Misto Americano do Cancro (AJCC). Manual de estadiamento do cancro. 6th ed. Philadelphia: Lippincott-Raven publishers; 2002.

53   Maran A, Gazi M, Wilson. Tumores da cavidade oral. Em Stell & Maran's Head and Neck Surgery. 1993; pp 222-243. Butterworth-Heinemann Ltd., Oxford.

54   Crile G. Excision of cancer of the head and neck (Excisão do cancro da cabeça e do pescoço). JAMA. 1906; 47: 1980-1986.

55   Ward G, Robben J. A operação composta para a dissecção radical do pescoço e remoção do cancro da boca. Cancer. 1951; 4: 98-109.

56   Wald R, Calcaterra T. Carcinoma alveolar inferior. Arch Otolaryngol 1983; 109: 578-582.

57   .Marchetta F, Sako K, Badillo J. Linfáticos periosteais da mandíbula e carcinoma intra-oral. Am J Surg. 1964; 108: 505-507.

58   .Marchetta F, Sako K, Murphy J. O periósteo da mandíbula e o carcinoma intra-oral. Am J Surg. 1971; 122: 711-713.

59   Weisman R, Kimmelman C. Bone scanning na avaliação da invasão mandibular por carcinomas da cavidade oral. Laryngoscope. 1982; 92: 1-4.

60   . Heppt W, Issing W. Avaliação do envolvimento mandibular tumoral por ultrassom transcutâneo e endosonografia flexível. J Cranionaxillofacial Surg. 1993; 21: 107-112.

61   Schaefer S, Maravilla K, Suss R, Burns D, Nunnally R, Merkel M, et al. Comparação entre ressonância magnética e tomografia computorizada na imagiologia de carcinomas da cavidade oral e da faringe. Arch Otolaryngol. 1985; 111: 730-734.

62   . Cohen J. Um coeficiente de concordância para escalas nominais. Educ Psychol Meas. 1960; 20: 37-46.